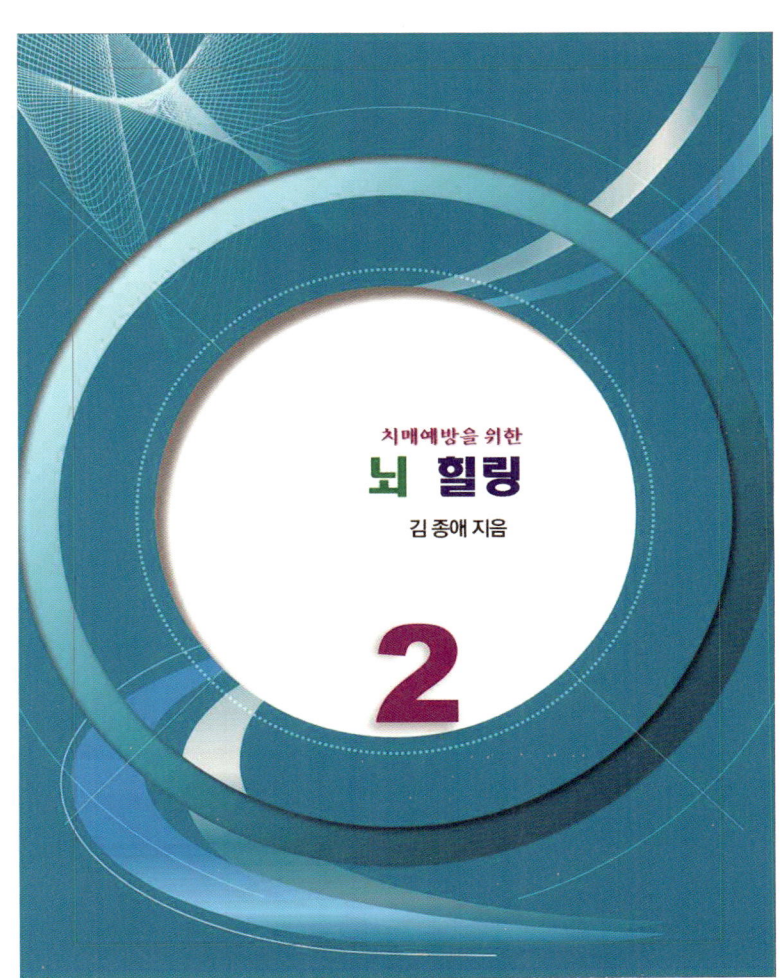

## 머리말

치매는 대뇌 신경세포의 손상 등으로 지능, 의지, 기억 따위가 지속적·본질적으로 상실되는 병을 말한다.
치매는 일반적으로 기억하고, 사고하고, 판단하는 능력의 손실로부터 시작하여 시간이 지날수록 언어능력이 저하되고 신체적 기능이 손실되어 행동하기 어려운 질환에 이르기까지 범위가 넓다.

치매 환자는 일반적으로 65세 이상의 인구 중에서 5%가 걸리는 것으로 나타났고, 더욱이 5년마다 유병율은 배로 증가하는 것으로 나타났다.

치매에 걸리면 환자 자신뿐만 아니라 치매환자를 부양하고 있는 가족을 황폐화시키는 무서운 질병이다.
치매는 장기적이고 지속적인 보호관리 및 치료를 필요로 하기 때문에 환자는 물론 가족의 정신적·육체적 고충과 경제적 부담을 수반하게 된다.

국가는 치매환자를 위한 복지 예산의 증가로 국가 재정에 부담이 생긴다. 이러한 이유로 국가에서는 치매 국가책임제를 발표하였다.

앞으로 우리나라는 노령 인구의 증가로 인한 치매 환자의 급증에 따른 심각한 사회문제가 예상되고 있다. 따라서 치매는 예방이 중요하다고 할 수 있다.

이 책은 치매를 예방하기 위하여 인지기능을 향상시키는데 도움이 되는 지각력, 지남력, 집중력, 기억력, 판단력, 시공간력, 수리력, 언어력, 일기쓰기 등 인지기능과 고등정신기능을 높이도록 구성하였다.
이 책을 통해서 치매예방에 도움이 되기를 바란다.

저자 김종애

# 목 차

활동지의 특징 ········································································· 6
활동지 지도방법 ····································································· 7
치매예방 15계명 ····································································· 8
치매예방을 위한 식습관 ······················································· 9

## 제 1 장　지각력 ································································ 10
　　1. 같은 나뭇잎 연결 ······················································ 11
　　2. 같은 사물 연결 ·························································· 12
　　3. 같은 도형 연결 ·························································· 13
　　4. 같은 꽃 연결 ······························································ 14
　　5. 같은 과일 연결 ·························································· 15
　　6. 실제 크기 순서 ·························································· 16
　　7. 색깔 연결 ···································································· 17

## 제 2 장　지남력 ································································ 18
　　1. 나 ··················································································· 19
　　2. 친구 ·············································································· 20
　　3. 자녀 ·············································································· 21
　　4. 손주 ·············································································· 22
　　5. 시간 ·············································································· 23
　　6. 시간 알기 ···································································· 24
　　7. 날짜 알기 ···································································· 25

## 제 3 장　집중력 ································································ 26
　　1. 운동 분류하기 ···························································· 27
　　2. 숫자 찾기 ···································································· 28
　　3. 과일과 야채 찾기 ······················································ 29
　　4. 야채 찾기 ···································································· 30

5. 다른 그림 찾기 ··················································· 31
  6. 미로 찾기 ························································ 32
  7. 과일의 맛 ························································ 33

## 제 4 장   기억력 ··················································· **34**

  1. 생선 ······························································· 35
  2. 과일 ······························································· 36
  3. 사물 ······························································· 37
  4. 꽃 ································································· 38
  5. 조류 ······························································· 39
  6. 야채 ······························································· 40
  7. 공 ································································· 41

## 제 5 장   판단력 ··················································· **42**

  1. 얼굴 표정 ························································ 43
  2. 물건 용도 ························································ 44
  3. 상황 대처 1 ····················································· 45
  4. 상황 대처 2 ····················································· 46
  5. 상황 판단 ························································ 47
  6. 용도 판단 1 ····················································· 48
  7. 용도 판단 2 ····················································· 49

## 제 6 장   시공간력 ················································ **50**

  1. 따라 그리기 ····················································· 51
  2. 다른 도형 찾기 ················································· 52
  3. 도형 순서 그리기 ·············································· 53
  4. 다음에 나올 그림 연결하기 ································· 54
  5. 같은 표정 찾기 ················································· 55
  6. 같은 그림 찾기 ················································· 56
  7. 도형 분류하기 ·················································· 57

## 제 7 장   수리력 ········· 58

   1. 나뭇잎 세기 ········· 59
   2. 나뭇잎 더하기 ········· 60
   3. 빼기 ········· 61
   4. 곱하기 ········· 62
   5. 동전 가치 알기 ········· 63
   6. 동전 계산하기 ········· 64
   7. 계산하기 ········· 65

## 제 8 장   언어력 ········· 66

   1. 글자 구조 익히기 ········· 67
   2. 단어 따라 쓰기 ········· 68
   3. 글자 연결하기 ········· 69
   4. 상황 설명하기 ········· 70
   5. 관련 글자 연결하기 ········· 71
   6. 빈칸 채워 넣기 ········· 72
   7. 끝말잇기 ········· 73

## 제 9 장   일기 쓰기 ········· 74

   1. 일기 ········· 75
   2. 일기 ········· 76
   3. 일기 ········· 77
   4. 일기 ········· 78
   5. 일기 ········· 79
   6. 일기 ········· 80
   7. 일기 ········· 81
   8. 일기 ········· 82
   9. 일기 ········· 83
  10. 일기 ········· 84

## 활동지의 특징

- 활동지는 인지발달을 통하여 치매를 예방하고, 치매를 지연시키기 위하여 개발하였습니다.
- 활동지는 인지능력을 높이기 위하여 지각력, 지남력, 집중력, 기억력, 판단력, 시공간력, 수리력, 언어력, 일기쓰기 등 9개 영역으로 구성하였습니다.
- 활동지는 학습자가 직접 작성하거나 활동하면서 각 영역의 능력을 높이도록 구성하였습니다.
- 활동지는 초급, 중급, 고급으로 3권으로 단계별로 구성하였습니다.
- 활동지는 각 권마다 8개 영역에서 7가지씩 활동할 수 있도록 구성하였습니다.
- 활동지의 일기쓰기는 기억력, 판단력 향상을 위하여 10장을 제공하였습니다.
- 활동지는 어르신들이 보기 쉽고, 흥미를 느낄 수 있도록 개발하였습니다.
- 각 활동지는 단계별로 난이도를 조금씩 높였습니다.
- 학습자의 수준을 고려하여 개발하였습니다.
- 학습자의 특성을 고려하여 글씨는 최대한 크게 개발하였습니다.

## 활동지 지도 방법

- 1회 활동 시간은 40분으로 합니다.
- 도입 단계에서는 5분 정도 사용합니다.
- 도입단계에서는 활동지를 사용하는 활동목표와 유의사항과 활동지를 작성하는 방법을 안내합니다.
- 활동지를 작성하는 방법은 정답이 없기 때문에 부담을 갖지 말고 최대한 자신의 생각을 진실하게 적도록 지도합니다.
- 전개단계에서는 30분 정도 시간을 배정하고, 활동지를 작성하는 요령을 알려주고, 20분 정도 활동지를 작성하도록 합니다.
- 개인의 속도에 따라 활동지를 해결하도록 지도합니다.
- 일주일에 2회 이상 풀도록 지도합니다.
- 활동지는 수정이 가능하도록 연필로 작성하는 것이 좋습니다.
- 활동지를 풀기 위해서는 먼저 푸는 방법을 충분히 설명해 주어야 합니다.
- 잘 모르면 옆에서 친절하고 천천히 도와주어야 합니다.
- 활동지를 전부 작성하게 되면 모든 학습자에게 작성한 내용과 소감을 발표하도록 합니다.
- 활동을 마치면 5분 정도를 정리 단계에서 정리와 다음 학습을 예고합니다.

## 치매예방 15계명

- 화내거나 분노하지 않는다.
- 스트레스를 받지 말아야 한다.
- 매일 지속적인 유산소 운동을 한다.
- 다른 사람들과 비교하지 말고 자신의 생활에 만족한다.
- 식사 시에는 소금의 양을 줄여야 한다.
- 비만, 당뇨, 고혈압과 같은 성인병을 예방해야 한다.
- 양쪽 손발을 사용해 뇌를 고르게 발달시킨다.
- 난청과 시력장애는 치매로 발전할 수 있으니 치료한다.
- 책읽기나 일기쓰기를 매일해서 뇌를 자극한다.
- 술과 흡연은 하지 않는다.
- 모든 일에 대해서 긍정적인 사고를 갖도록 한다.
- 적정 체중을 유지한다.
- 우울증은 치매의 원인이므로 치료한다.
- 조그만 즐거움에도 웃음과 기쁨을 잃지 않도록 한다.
- 요리나 블록 쌓기를 많이 하여 손 움직임을 많이 한다.

## 치매예방을 위한 식습관

● 식사는 3끼를 규칙적으로 골고루 먹는다.

● 비타민 $B_1$은 생선, 우유, 닭고기, 현미, 보리, 해바라기씨, 잣 등에 많으며, 뇌의 에너지원인 포도당을 연소시키는 작용을 한다.

● 비타민 $B_2$는 쇠고기, 돼지고기, 콩류, 견과, 간, 우유 등에 많으며, 뇌의 대사활동에 필수요소로서 기억력 감퇴를 예방한다.

● 비타민 $B_{12}$는 돼지고기, 귤, 조개 등에 많으며 기억력의 퇴화를 예방할 수 있다.

● 비타민 E는 뇌 세포막의 항산화 작용에 중요한 역할을 하며, 치매 발병 가능성을 낮추고 진행 단계를 늦춘다.

● 비타민 C는 사과, 귤, 오렌지, 풋고추 등에 많으며 유해 산소를 중화시키는 항산화 효과를 가지며, 인지 기능 장애를 예방한다.

● 비타민 D는 치즈, 계란 노른자, 꽁치, 연어 등에 많으며, 낙상 및 우울한 기분을 예방한다.

● 호두는 불포화지방산이 다량 함유되어 있고 뇌신경을 안정시키며, 하루에 3~4개 정도 먹으면 치매예방에 도움이 된다.

● 검은 참깨는 뇌신경 세포의 주성분인 아미노산이 균형있게 들어있어 최고의 두뇌 건강식품이다.

● 콩은 뇌세포의 회복을 도와주는 레시틴과 두뇌 노화촉진을 억제하는 사포닌 성분이 함유되어 있다.

● 식사 시에는 소금의 양을 줄여야 한다.

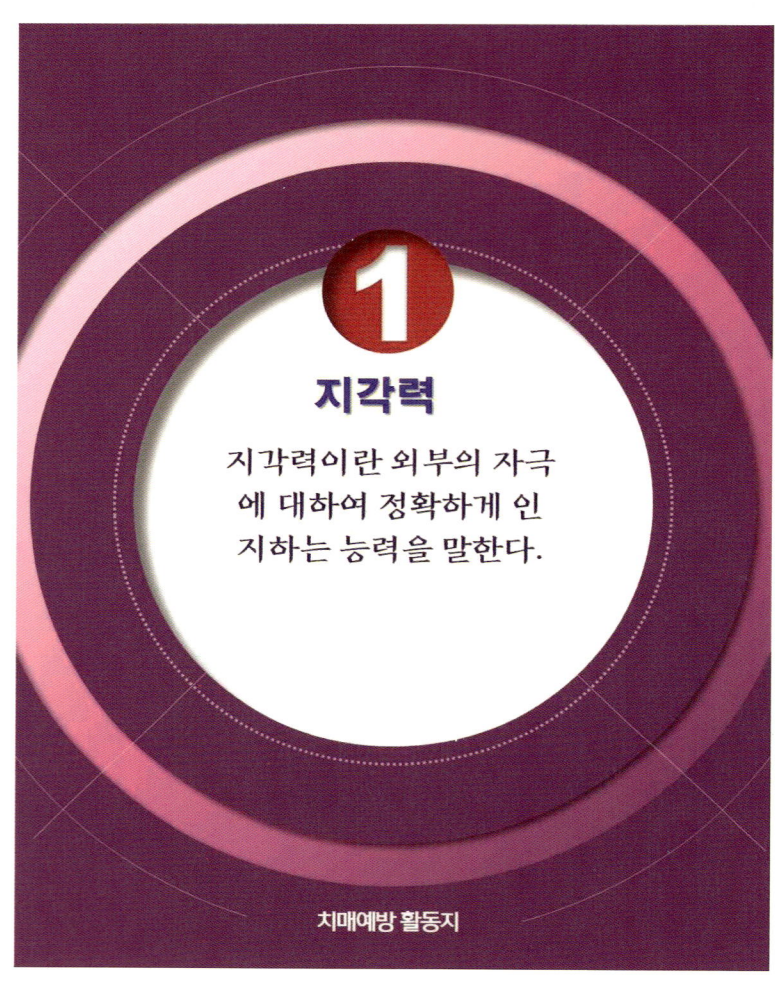

# 1. 같은 나뭇잎 연결

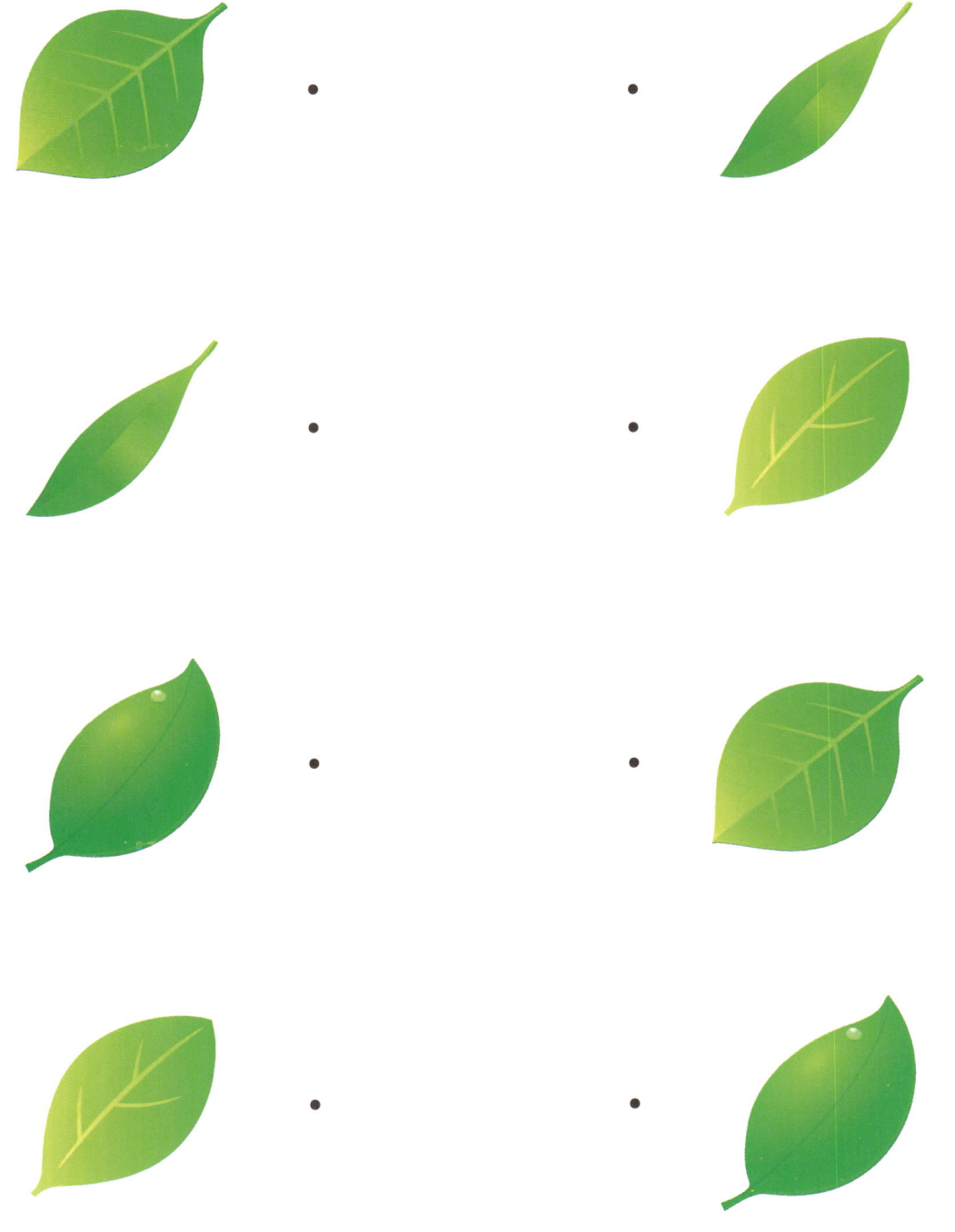

## 2. 같은 사물 연결

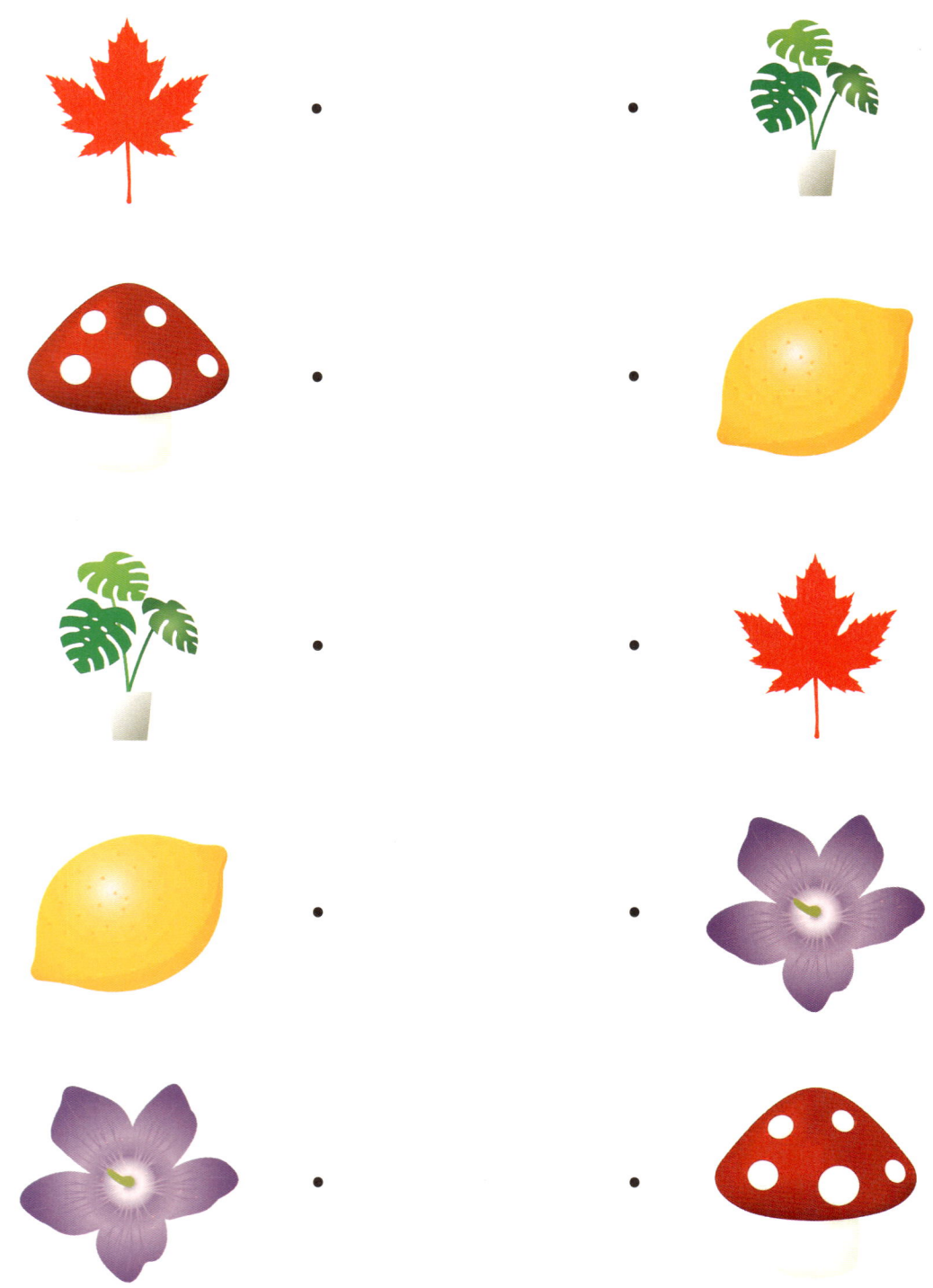

## 3. 같은 도형 연결

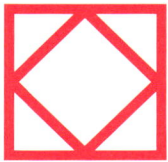 · ·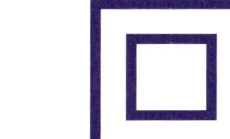

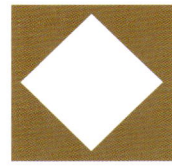 · ·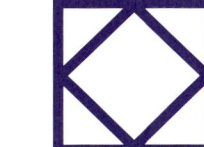

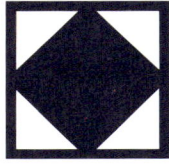 · ·

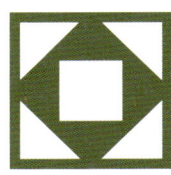 · ·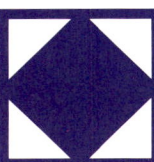

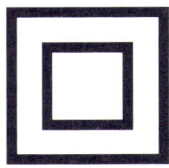 · ·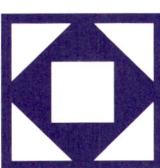

## 4. 같은 꽃 연결

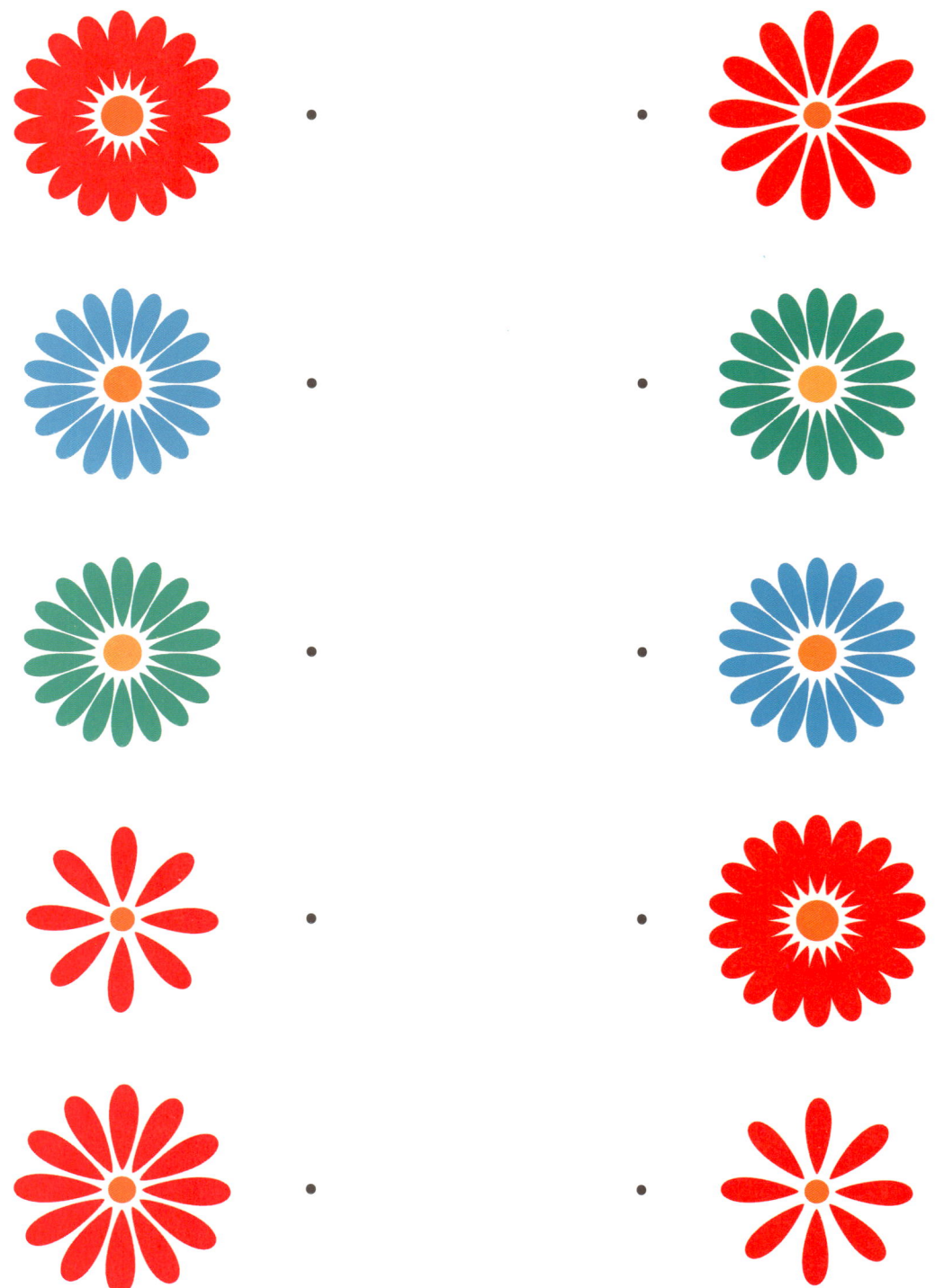

## 5. 같은 과일 연결

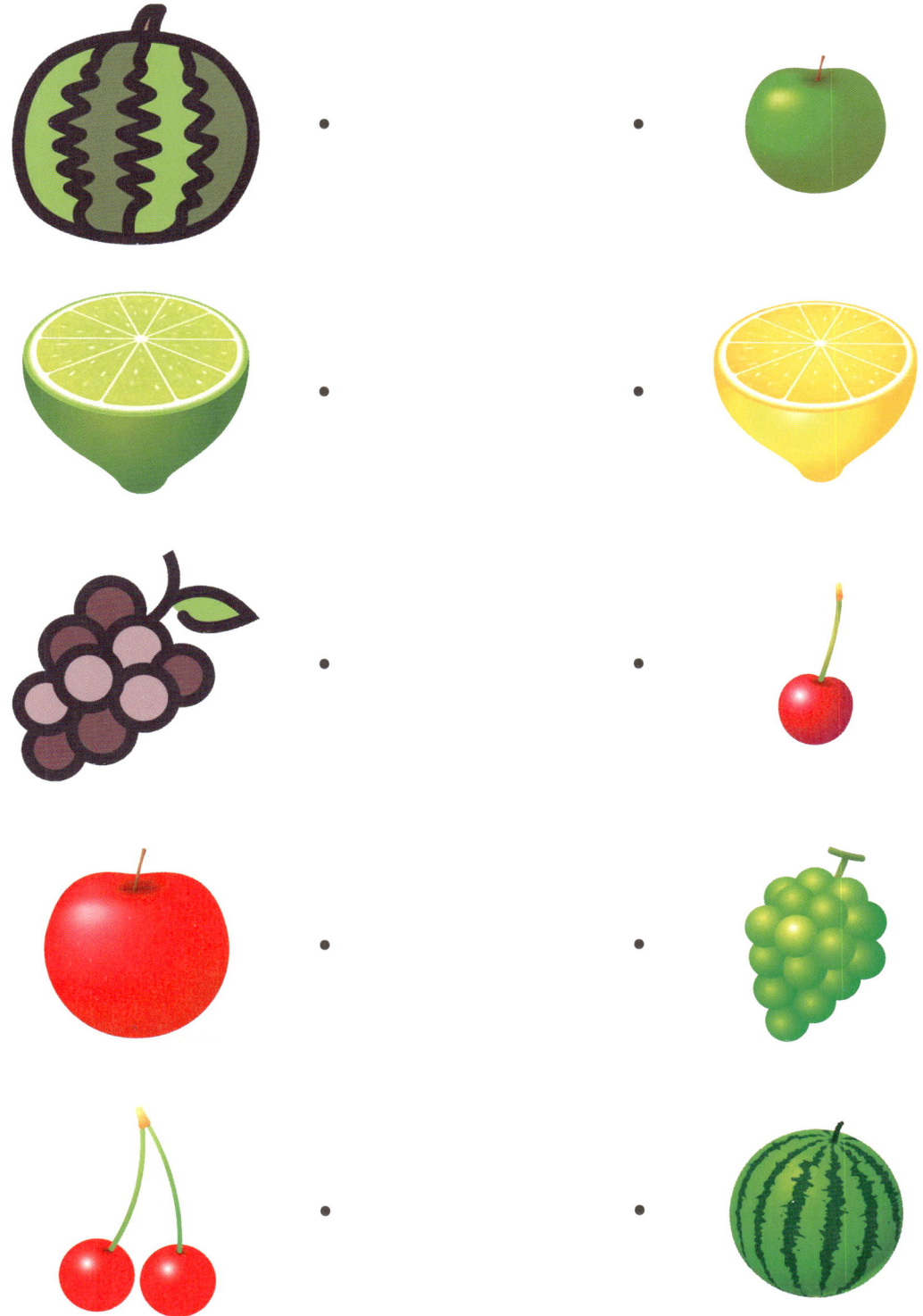

## 6. 실제 크기 순서

> 실제 사물의 크기를 떠올리고 크기 순서대로 숫자를 적어 보세요.

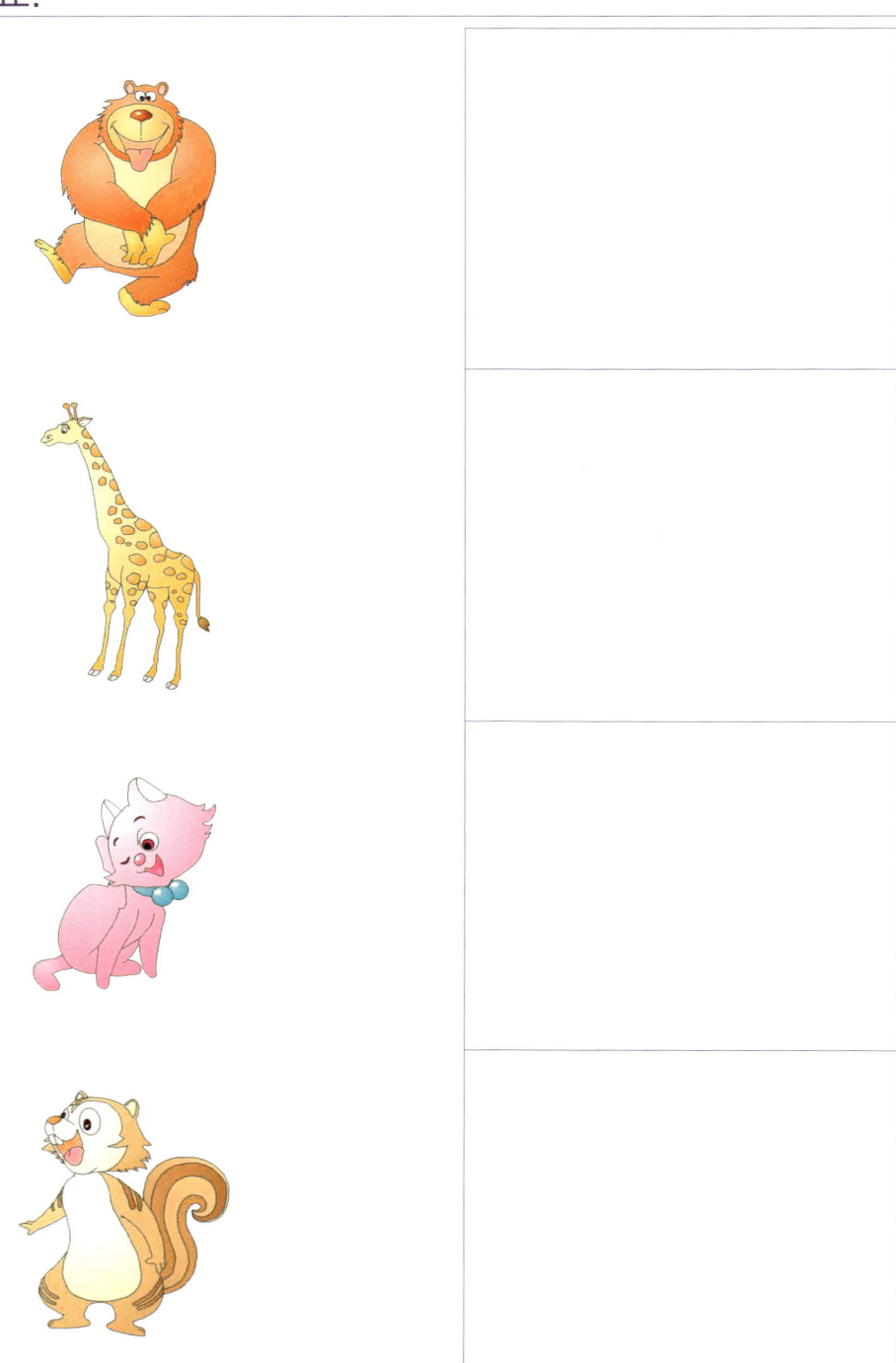

## 7. 색깔 연결

 · · 빨간색

 · · 보라색

 · · 노란색

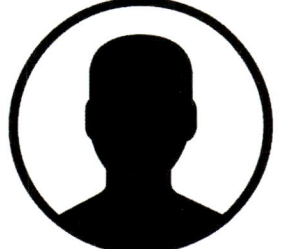 · · 파란색

 · · 검은색

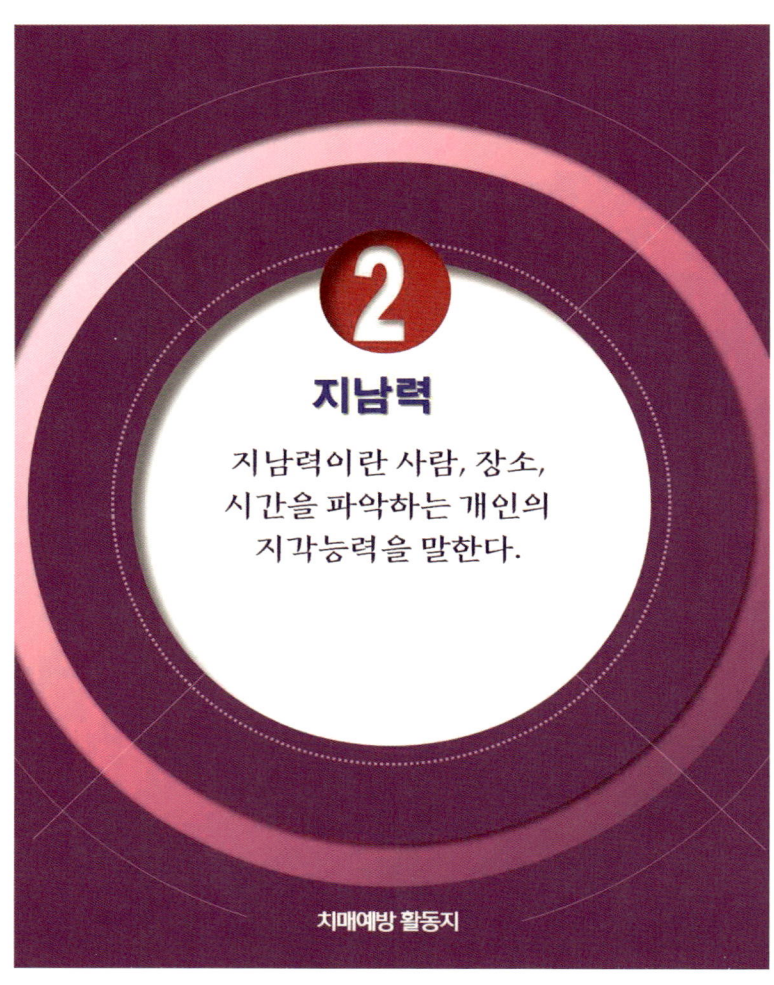

## 1. 나

👉 나의 장점은 무엇인가요?

👉 나의 단점은 무엇인가요?

👉 내가 가장 좋아하는 사람은 누구인가요?

👉 나의 취미는 무엇인가요?

👉 내가 좋아하는 색깔은 무엇인가요?

👉 하루 중에서 가장 많은 시간을 보내는 일은 무엇인가요?

## 2. 친구

👉 친구의 장점은 무엇인가요?

👉 친구의 단점은 무엇인가요?

👉 친구가 좋아하는 것은 무엇인가요?

👉 친구의 취미는 무엇인가요?

👉 친구와는 무엇을 주로 하시나요?

👉 친구에게 바람이 있다면 무엇인가요?

## 3. 자녀

👉 내 자녀의 이름은 무엇인가요? 모두 적어 보세요.

👉 가장 큰 자녀의 나이는 몇 살인가요?

👉 가장 큰 자녀의 전화번호는 어떻게 되나요?

👉 가장 큰 자녀가 가장 잘하는 것은 무엇인가요?

👉 가장 큰 자녀의 직업은 무엇인가요?

## 4. 손주

👉 내 손주의 이름은 무엇인가요? 모두 적어 보세요.

👉 가장 큰 손주의 나이는 몇 살인가요?

👉 가장 큰 손주가 가장 잘하는 것은 무엇인가요?

👉 손자는 몇 명인가요?

👉 손녀는 몇 명인가요?

👉 가장 큰 손주가 좋아하는 것은 무엇인가요?

## 5. 시간

👉 어제는 몇 일인가요?

👉 내일은 몇 일인가요?

👉 어제는 무슨 요일인가요?

👉 내일은 무슨 요일인가요?

👉 전 달은 몇 월인가요?

👉 다음 달은 몇 월인가요?

## 6. 시간 알기

| 아침 시간 표시 | 저녁 시간 표시 |

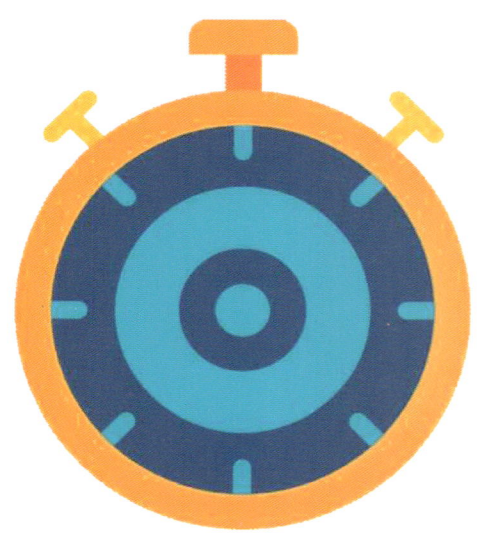 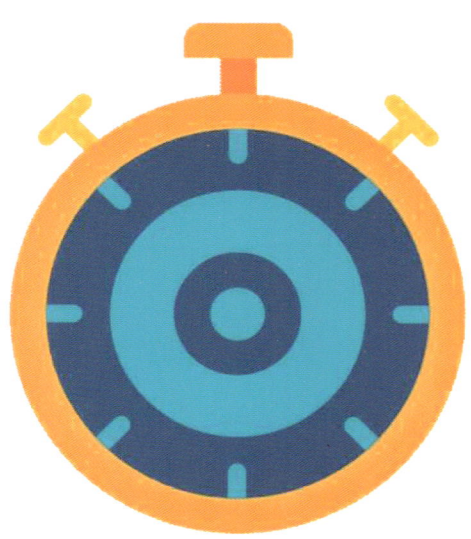

| 점심 시간 표시 | 집에 갈 시간 표시 |

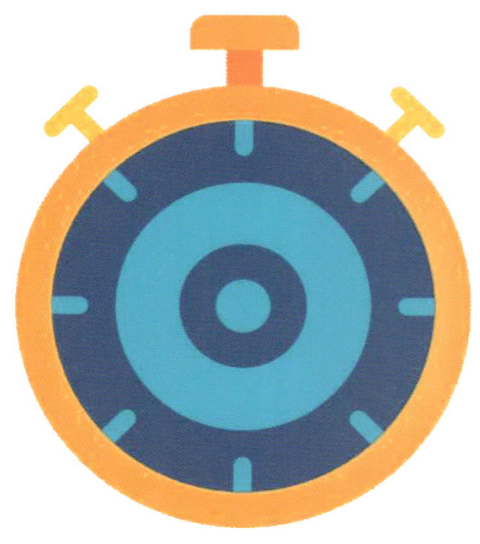 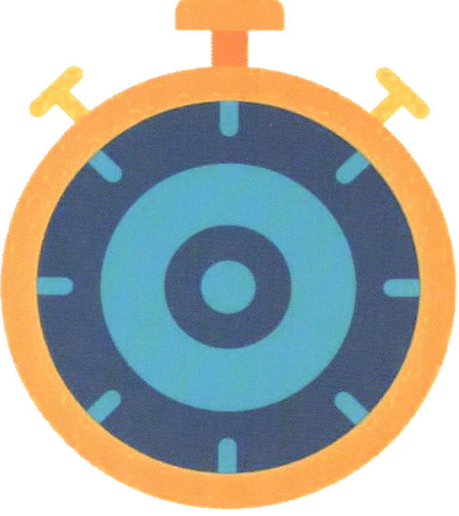

## 7. 날짜 알기

👤 올해 추석이 있는 달의 달력을 만들어 보세요.
👤 추석을 표시해보세요.
👤 추석에는 무엇을 해야 하는지 적어 보세요.

| 일 | 월 | 화 | 수 | 목 | 금 | 토 |
|---|---|---|---|---|---|---|
|   |   |   |   |   |   |   |
|   |   |   |   |   |   |   |
|   |   |   |   |   |   |   |
|   |   |   |   |   |   |   |
|   |   |   |   |   |   |   |

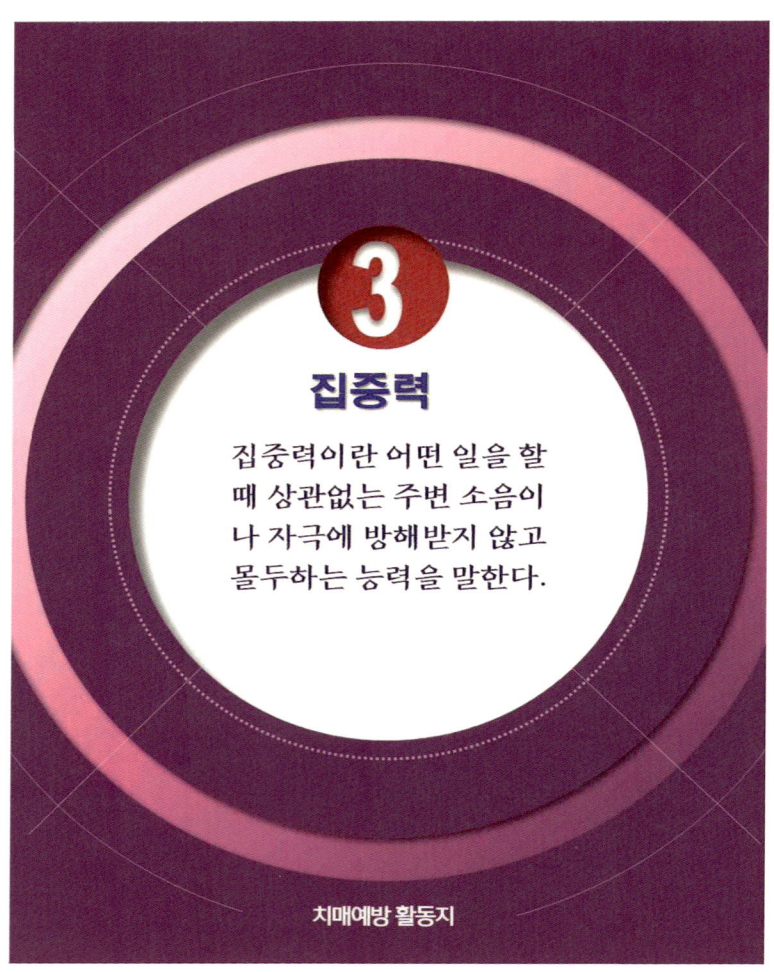

## 1. 운동 분류하기

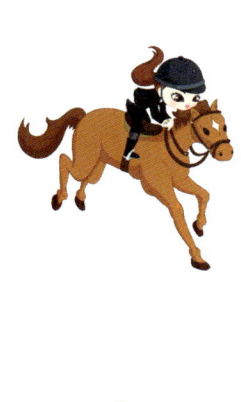
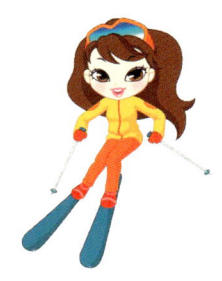
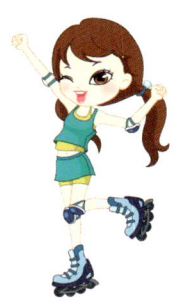
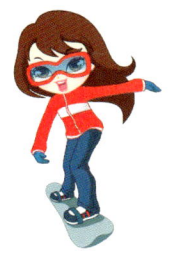
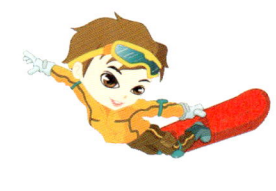
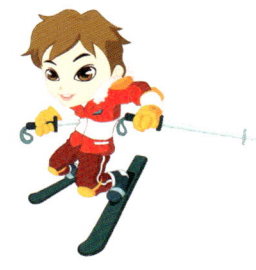
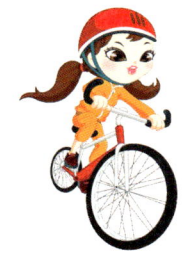
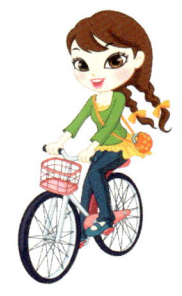
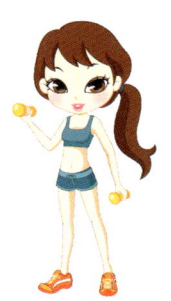

| | |
|---|---|
| 👤 겨울에 하는 운동은 몇 개나 있나요? | 개 |
| 👤 실내에서 해도 되는 운동은 무엇인가 적어보세요? | |
| 👤 무엇인가를 타야 하는 운동은 몇 개나 있나요? | 개 |

🍒 뇌 힐링! 27

## 2. 숫자 찾기

👤 1부터 25의 숫자를 순서대로 1분 안에 찾아보세요. 같은 방식으로 5번 해보세요.

| 7 | 2 | 18 | 12 | 4 |
|---|---|----|----|---|
| 13 | 16 | 5 | 19 | 14 |
| 3 | 21 | 1 | 20 | 22 |
| 9 | 23 | 10 | 24 | 15 |
| 11 | 17 | 8 | 25 | 6 |

## 3. 과일과 야채 찾기

🙍 다음을 사진에서 찾아 동그라미해 보세요

| 토마토 | 적양배추 | 양배추 | 오이 |
|--------|----------|--------|------|
| 포도 | 노란 파프리카 | 딸기 | |
| 옥수수 | 빨간 파프리카 | 사과 | |
| 호박 | 방울토마토 | 블루베리 | |

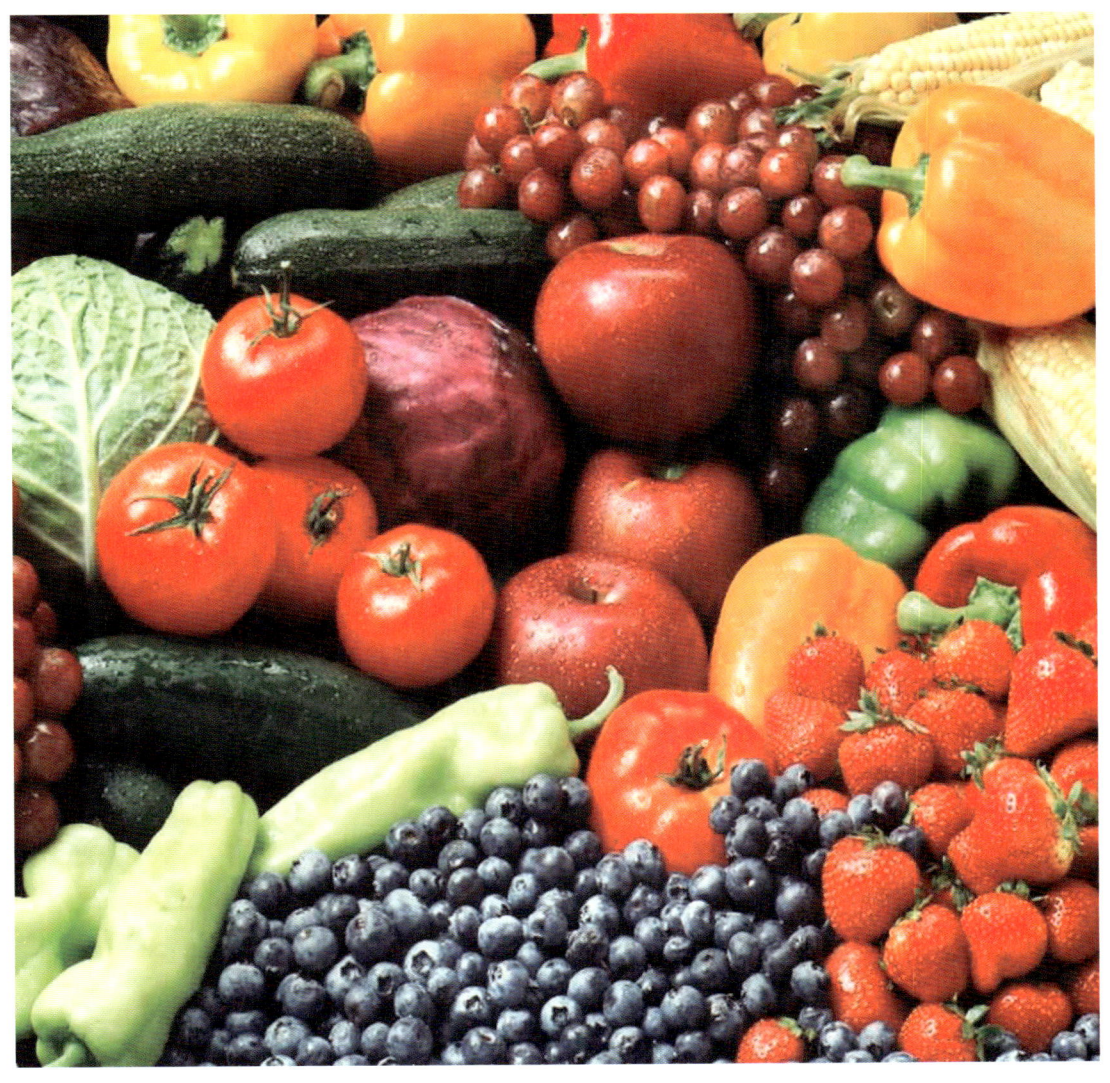

## 4. 야채 찾기

> 사진에 있는 야채의 이름을 모두 적어보세요.

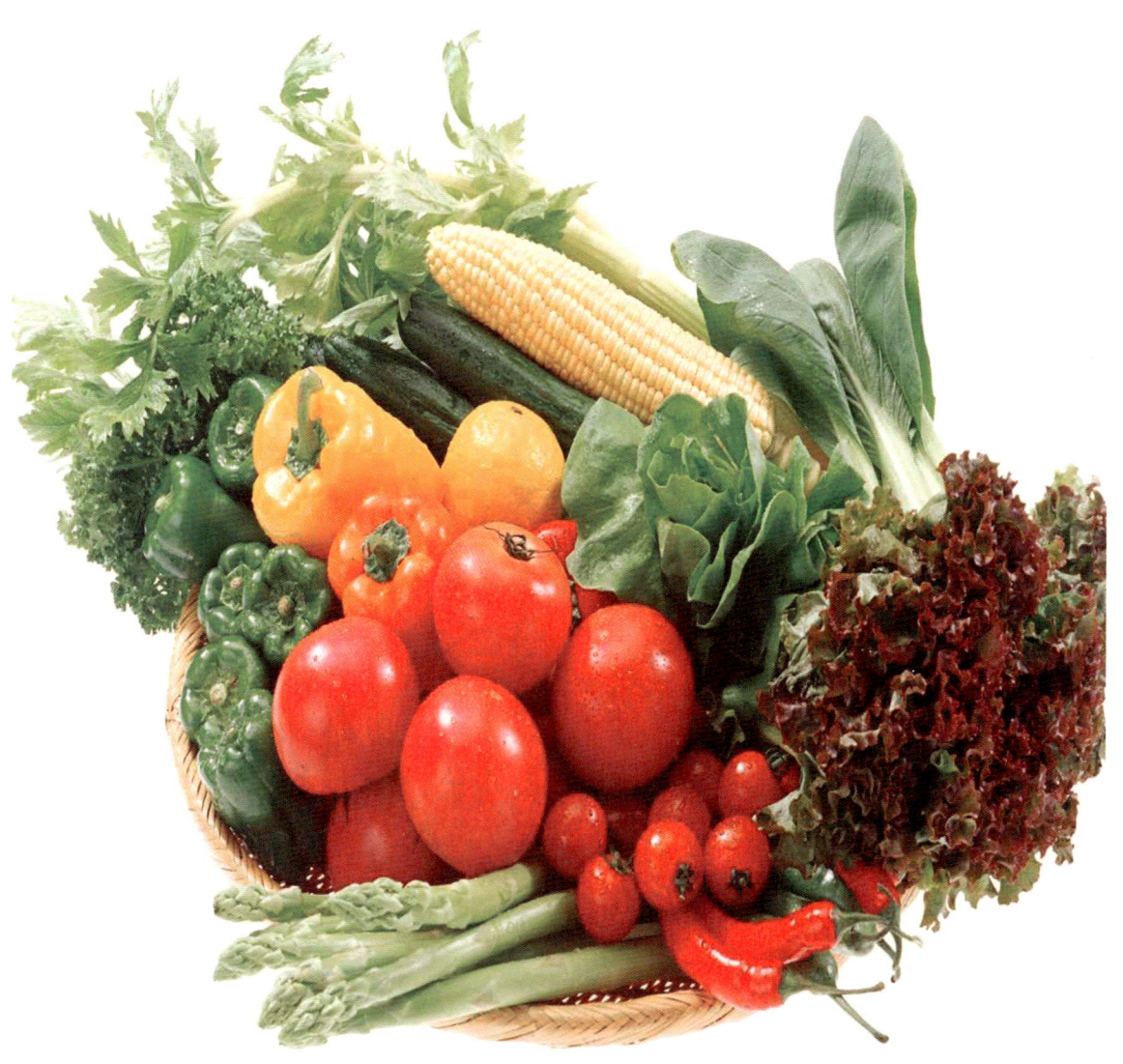

## 5. 다른 그림 찾기

> 위 그림과 아래 그림에서 다른 부분을 찾아보세요.

## 6. 미로 찾기

🙍 출발에서 도착까지 길을 찾아보세요.

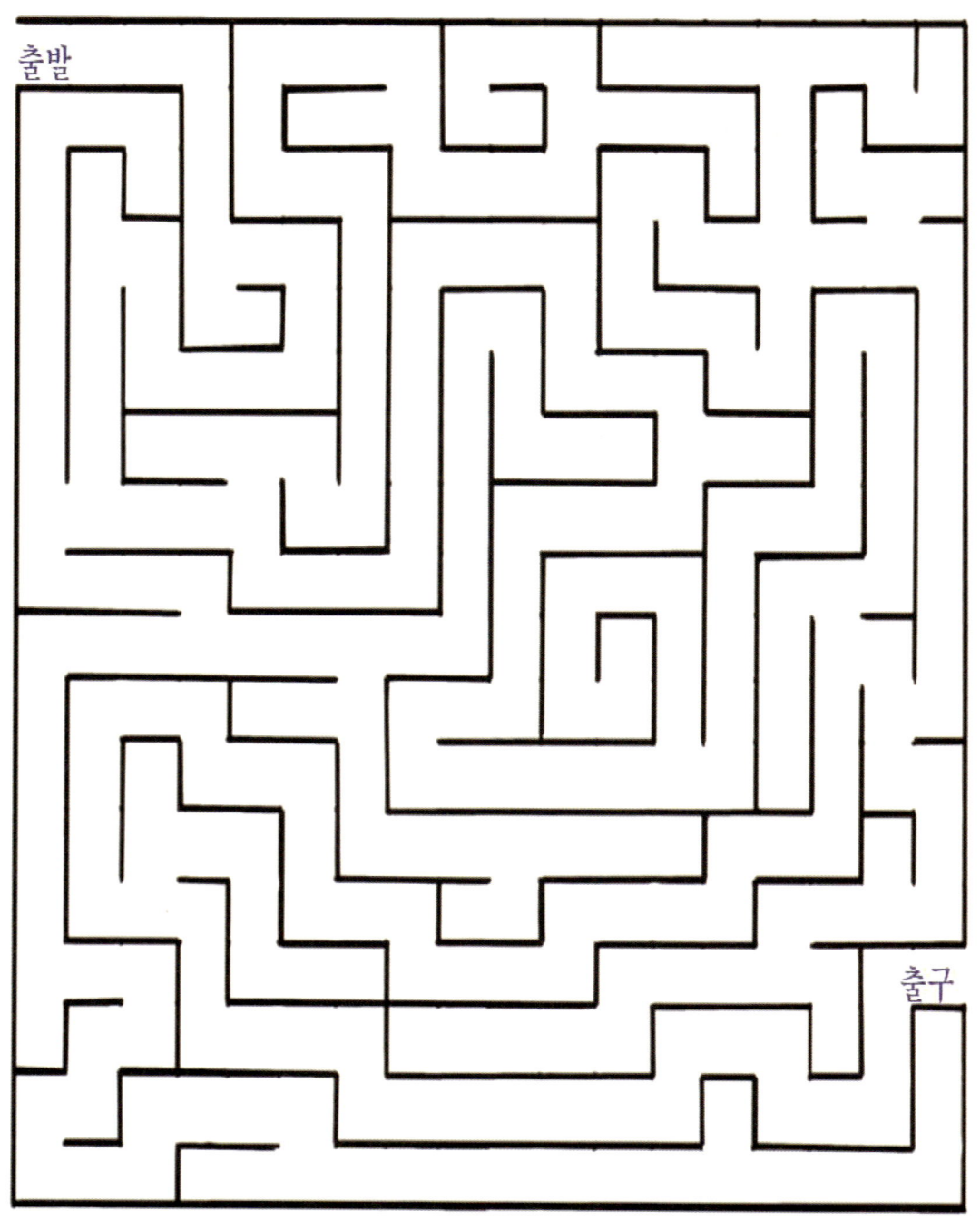

## 7. 과일의 맛

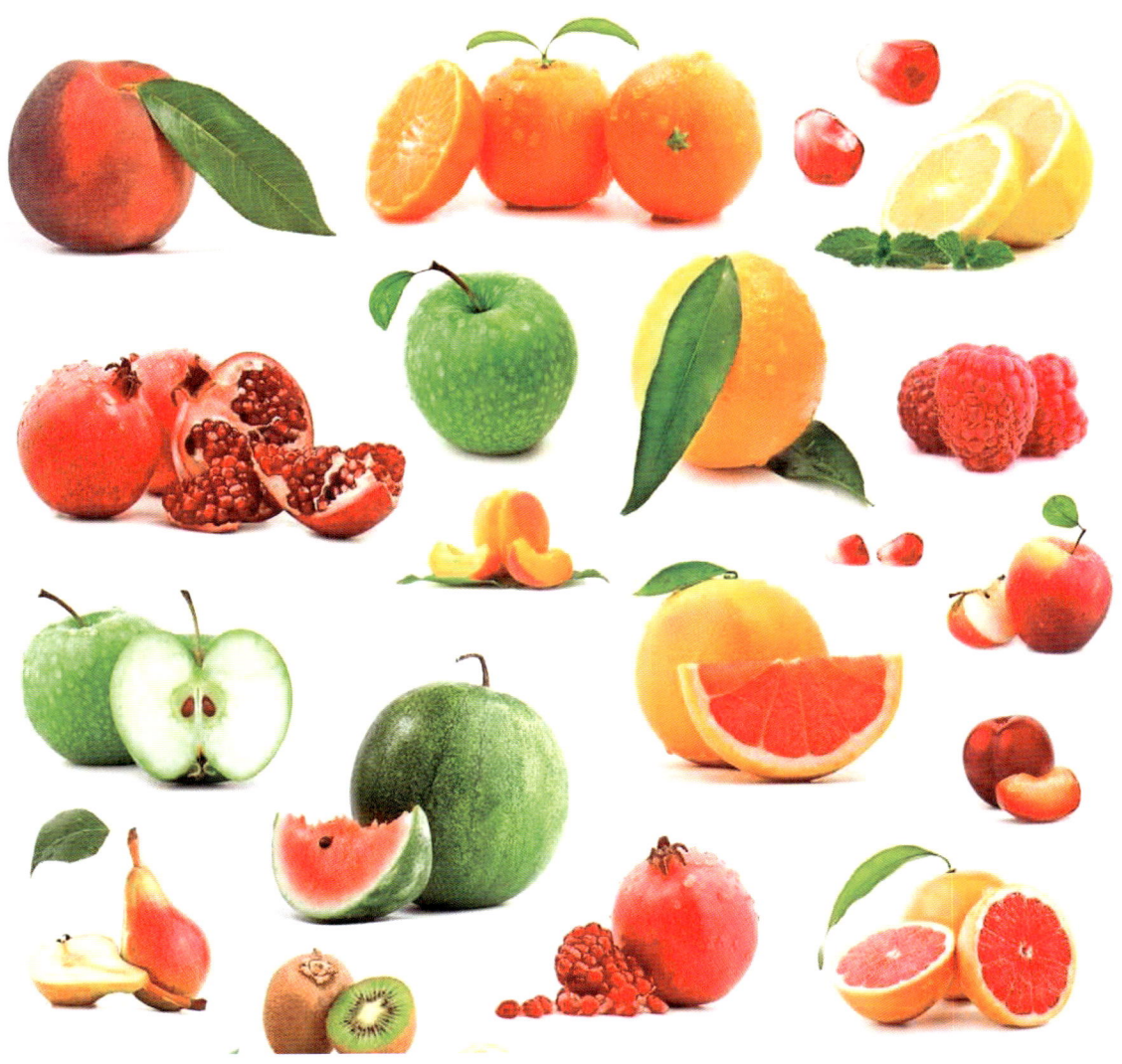

| 👤 사진에 있는 과일 중 가장 단 과일은 무엇인가요? | |
|---|---|
| 👤 사진에 있는 과일 중 가장 신 과일은 무엇인가요? | |
| 👤 사진에 있는 과일 중 가장 맛있는 과일은 무엇인가요? | |

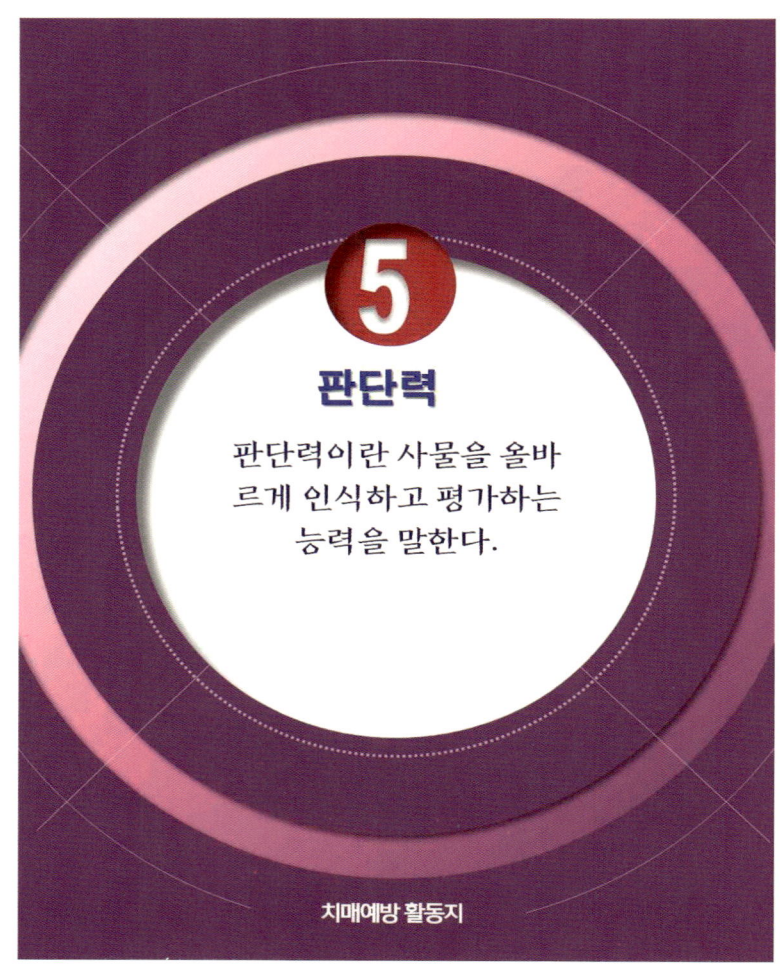

# 1. 생선

👤 생선의 이름을 적고, 용도를 말해보세요. 그리고 무엇이 있는지 기억해 두세요.

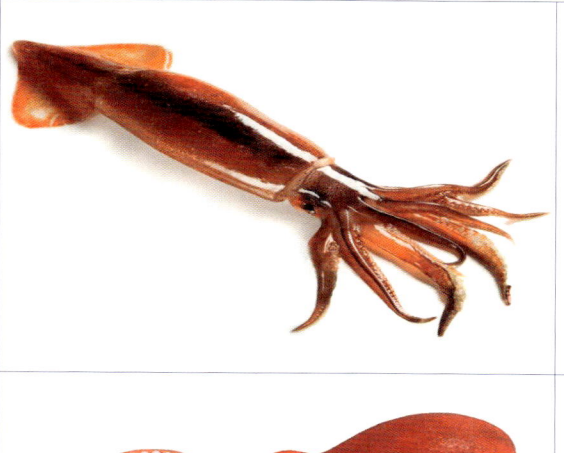

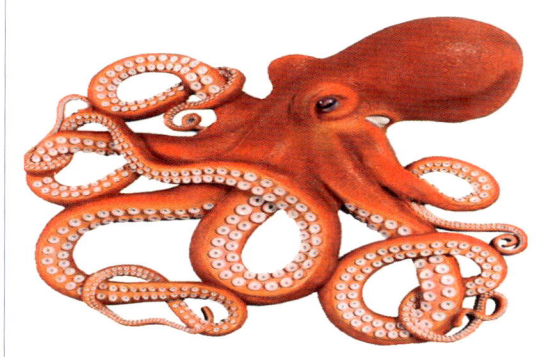

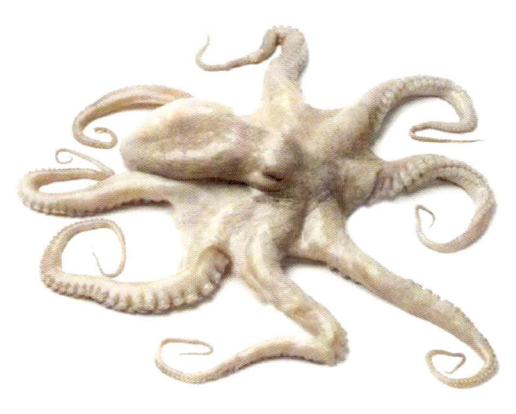

👤 책을 덮고 1분 뒤에 어떤 것이 있었는지 말해보세요.

## 2. 과일

👤 과일의 이름을 적고, 용도를 말해보세요. 그리고 무엇이 있는지 기억해 두세요.

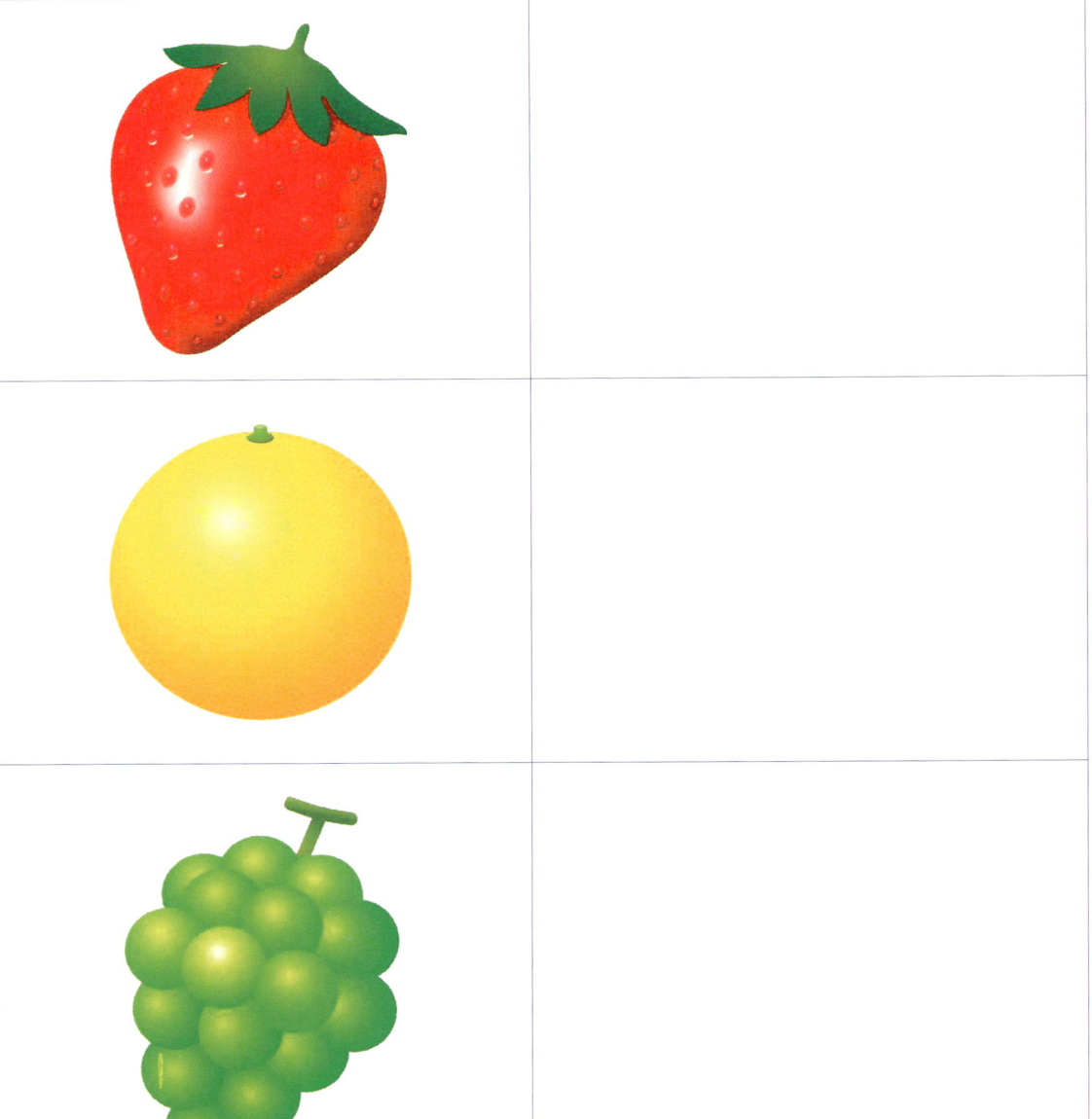

👤 책을 덮고 1분 뒤에 어떤 것이 있었는지 말해보세요.

# 3. 사물

👤 사물의 이름을 적고, 용도를 말해보세요. 그리고 무엇이 있는지 기억해 두세요.

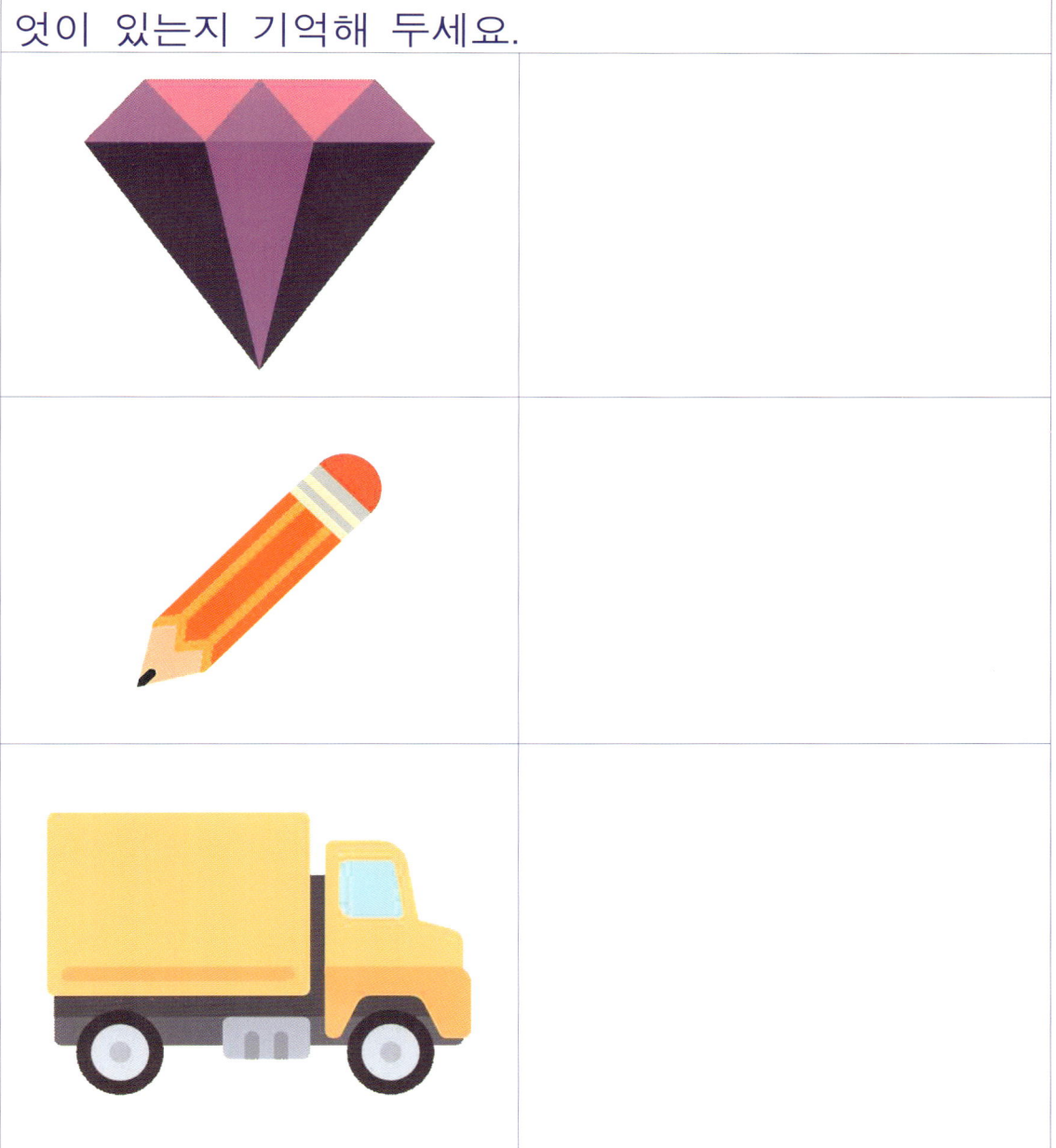

👤 책을 덮고 1분 뒤에 어떤 것이 있었는지 말해보세요.

## 4. 꽃

🙋 꽃의 이름을 적고, 용도를 말해보세요. 그리고 무엇이 있는지 기억해 두세요.

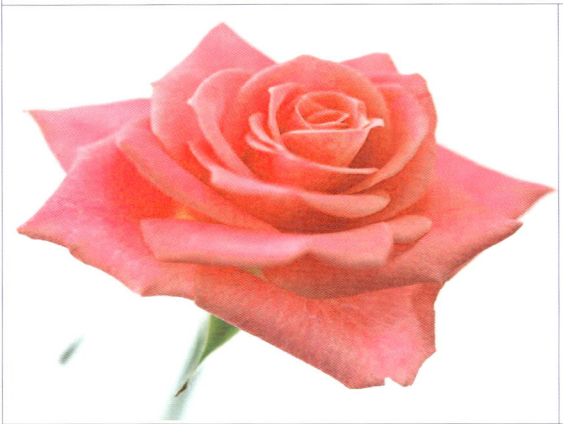

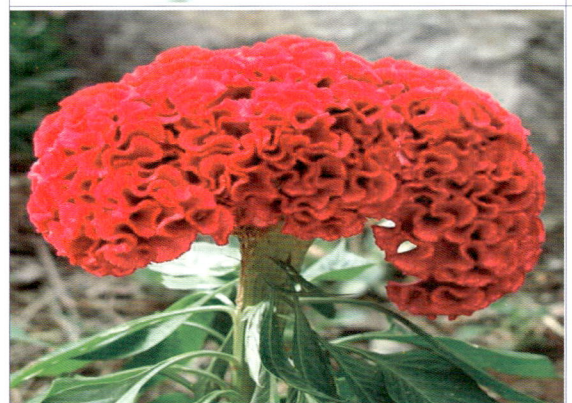

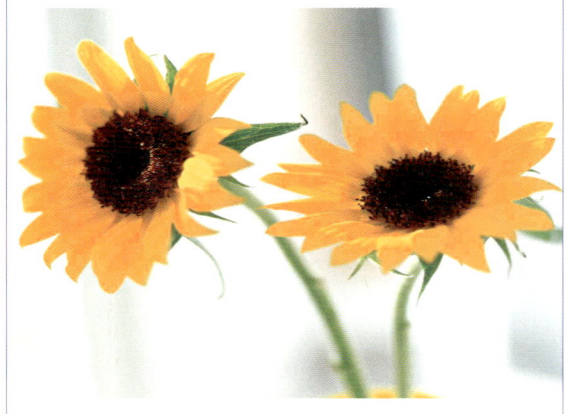

🙋 책을 덮고 1분 뒤에 어떤 것이 있었는지 말해보세요.

## 5. 조류

👤 조류의 이름을 적고, 용도를 말해보세요. 그리고 무엇이 있는지 기억해 두세요.

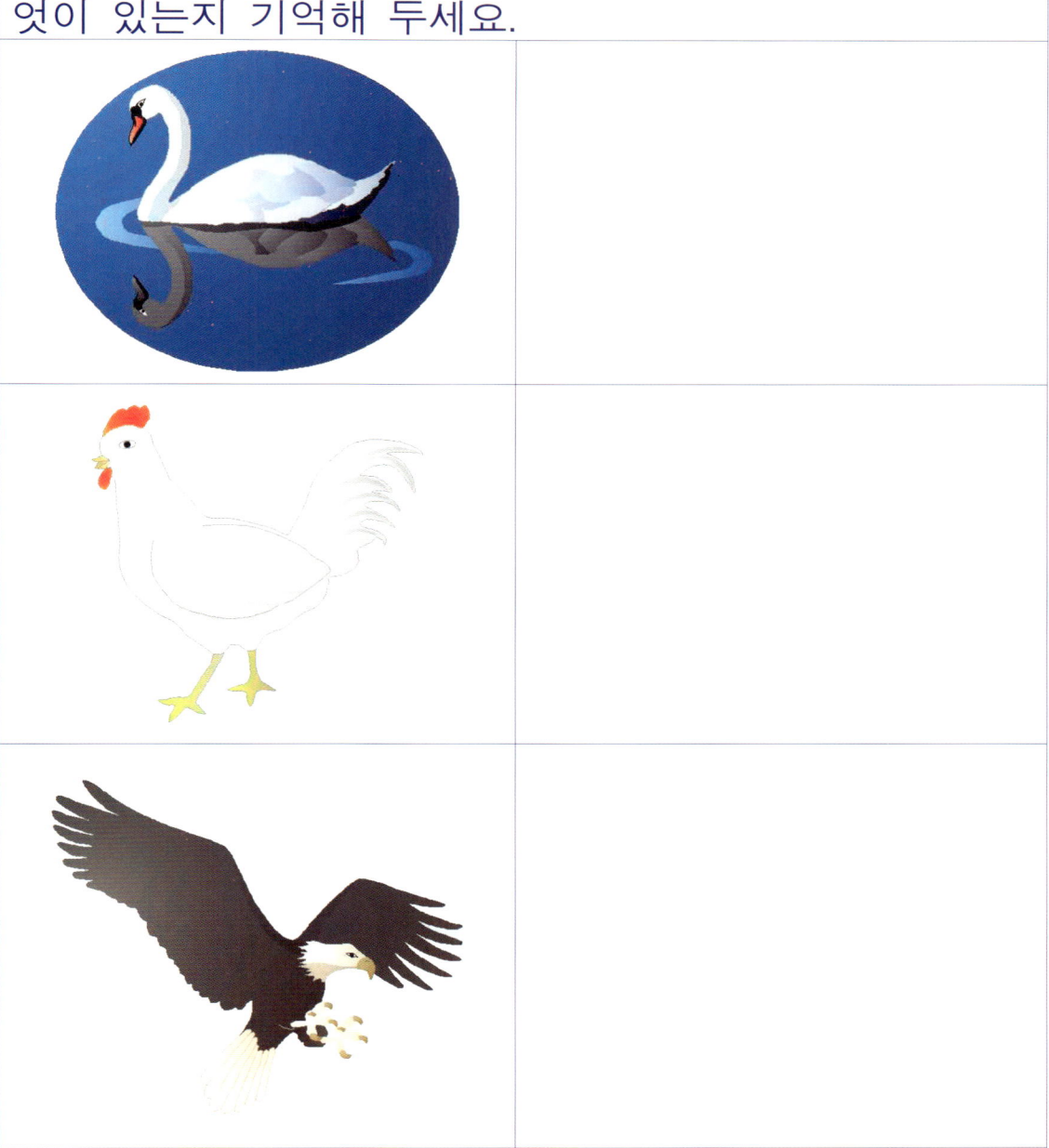

👤 책을 덮고 1분 뒤에 어떤 것이 있었는지 말해보세요.

# 6. 야채

👤 야채의 이름을 적고, 용도를 말해보세요. 그리고 무엇이 있는지 기억해 두세요.

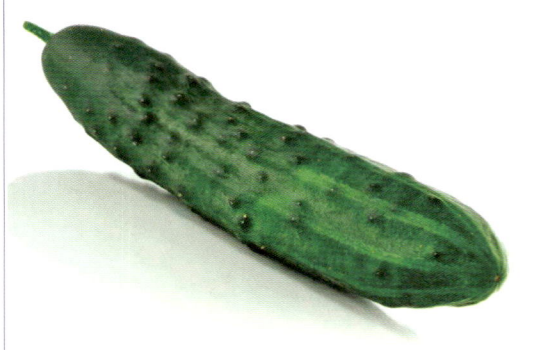

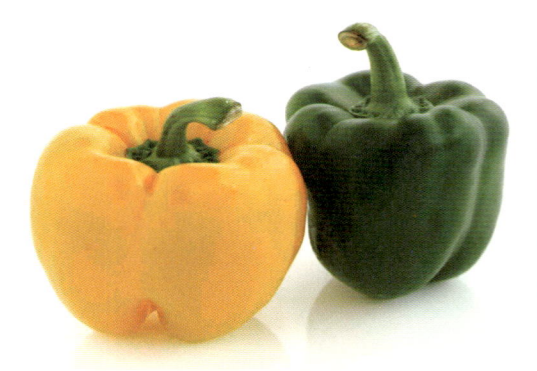

👤 책을 덮고 1분 뒤에 어떤 것이 있었는지 말해보세요.

## 7. 공

👤 공의 이름을 적고, 용도를 말해보세요. 그리고 무엇이 있는지 기억해 두세요.

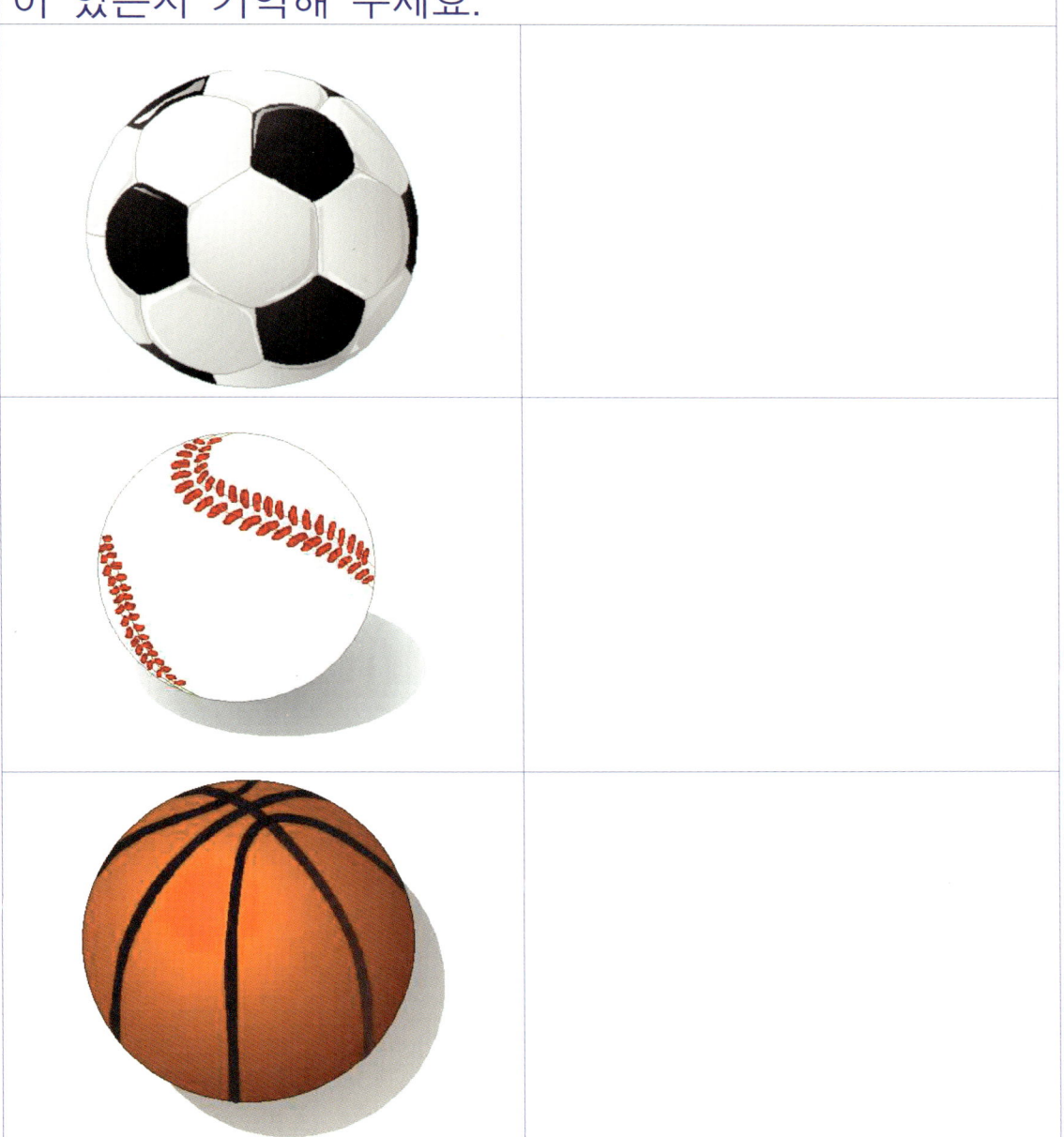

👤 책을 덮고 1분 뒤에 어떤 것이 있었는지 말해보세요.

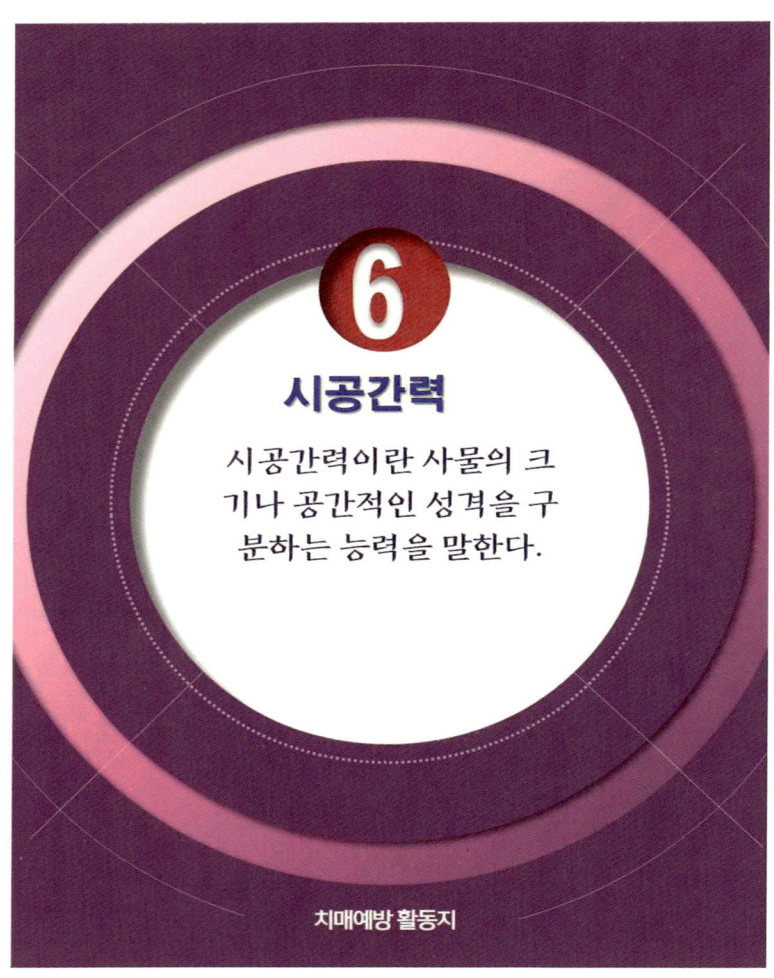

## 1. 얼굴 표정

 아래 얼굴은 어떤 표정인가요? 어떨 때 이런 표정을 지을까요?

## 2. 물건 용도

> 왼쪽 물건의 이름을 쓰고, 용도를 적으세요.
> 이 물건들의 공통점은 무엇인가요?

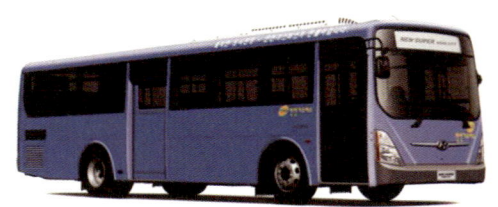

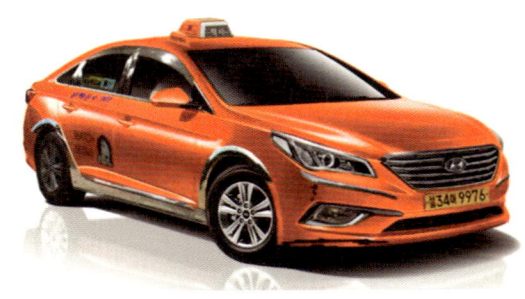

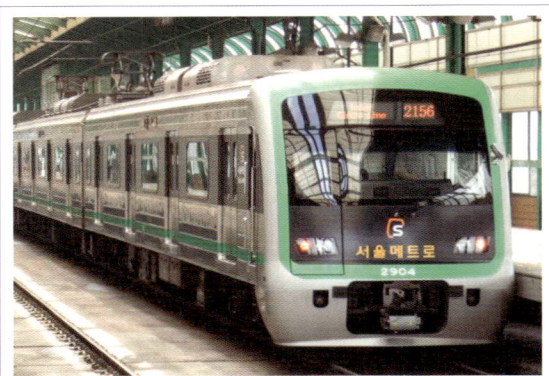

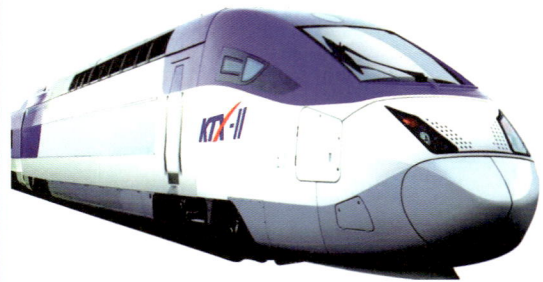

## 3. 상황 대처 1

| | |
|---|---|
| 👤 왼쪽의 상황이 되면 어떻게 하실지 적어보세요. | |
| 봄에 해야 할 일 | |
| 여름에 해야 할 일 | |
| 가을에 해야 할 일 | |
| 겨울에 해야 할 일 | |

## 4. 상황 대처 2

| | |
|---|---|
| 👤 왼쪽의 상황이 되면 어떻게 하실지 적어보세요. | |
| 아침 | |
| 점심 | |
| 저녁 | |
| 밤 | |

## 5. 상황 판단

> 왼쪽의 그림을 보고 무엇을 하는지를 적어보세요.

|  |  |
|---|---|
|  |  |
|  |  |
|  |  |
|  |  |

## 6. 용도 판단 1

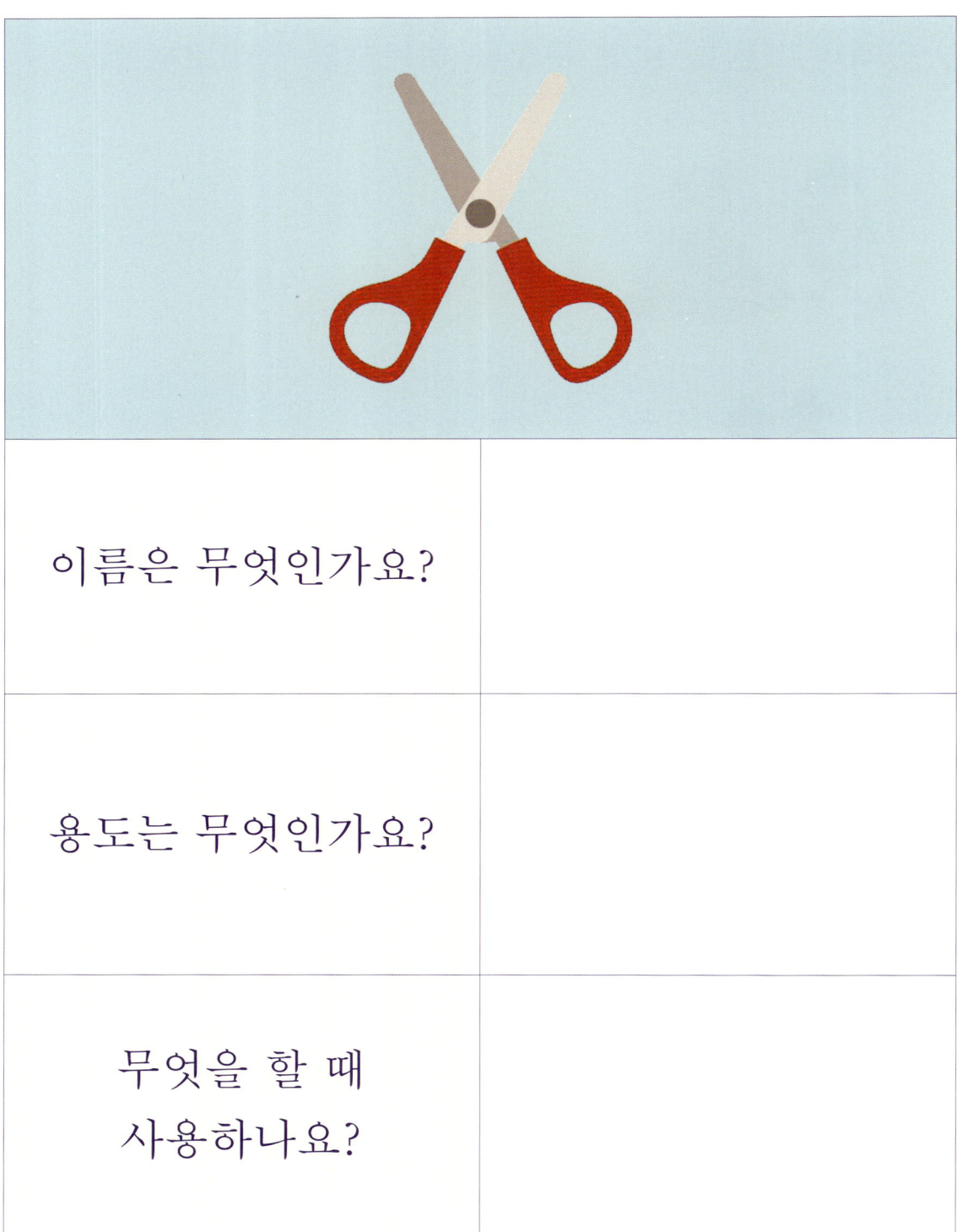

| | |
|---|---|
| 이름은 무엇인가요? | |
| 용도는 무엇인가요? | |
| 무엇을 할 때 사용하나요? | |

## 3. 도형 순서 그리기

다음에 나올 도형은 무엇인가 그려보세요?

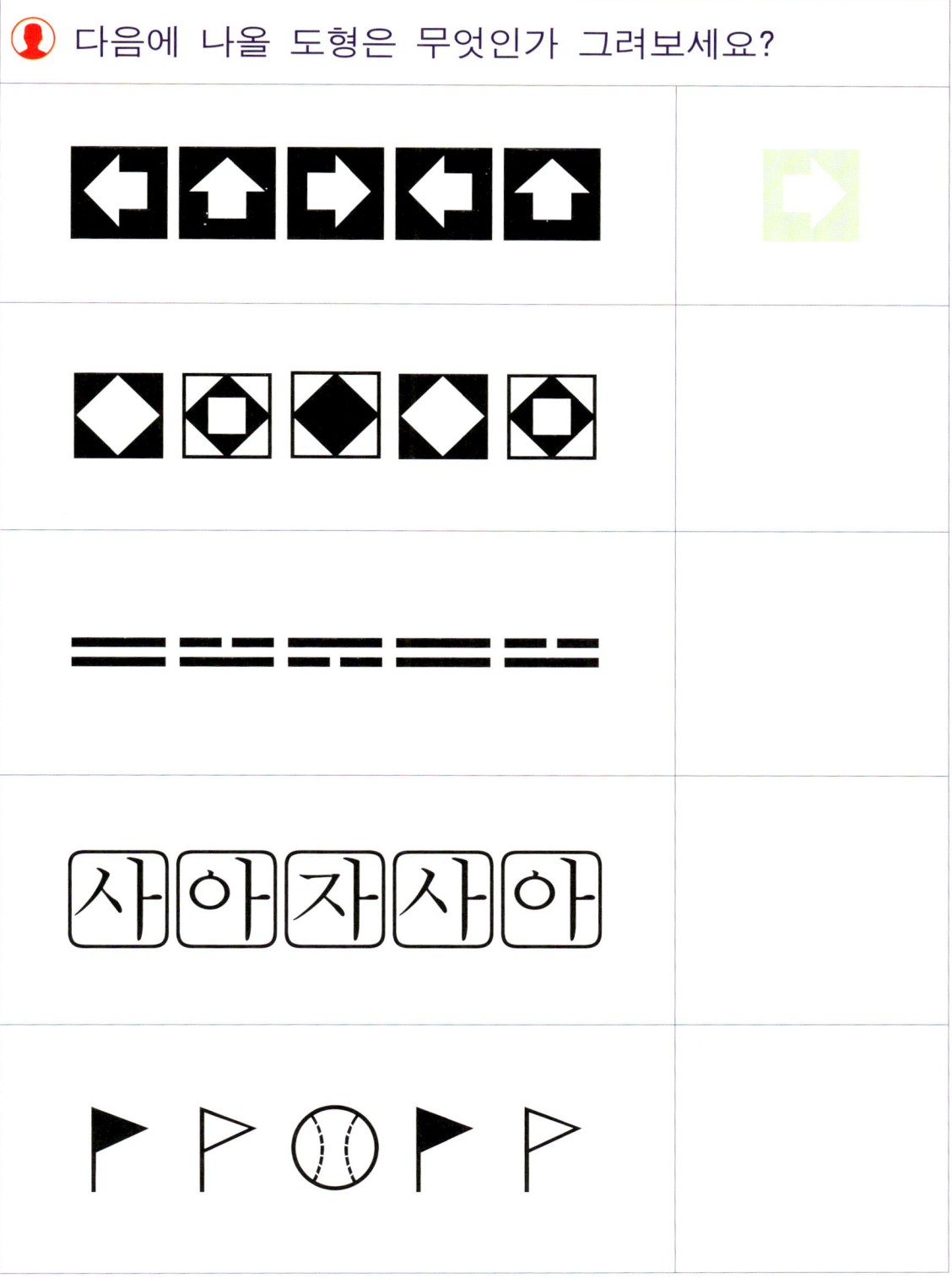

## 4. 다음에 나올 그림 연결하기

# 5. 같은 표정 찾기

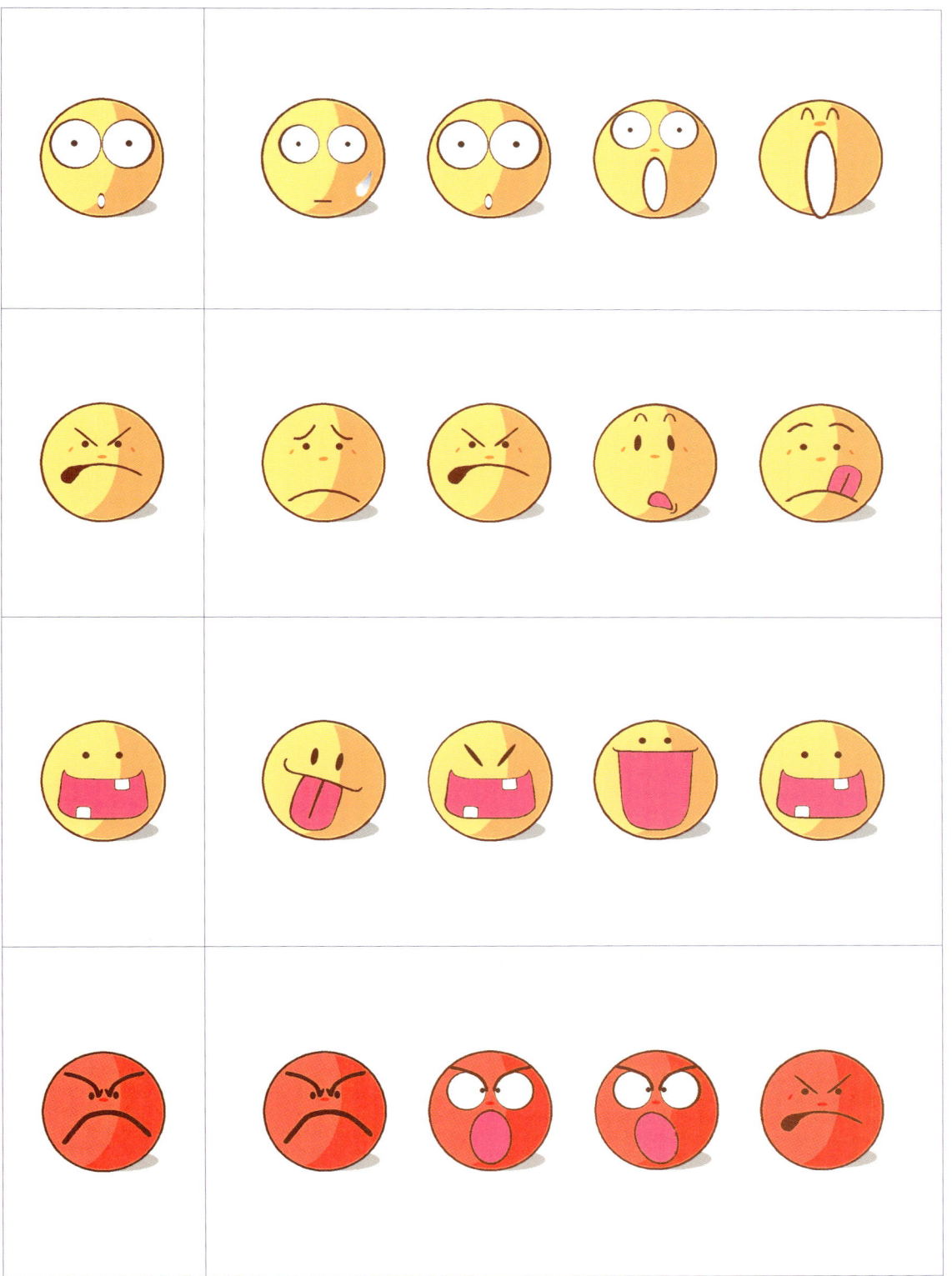

# 6. 같은 그림 찾기

왼쪽 그림과 같은 것을 고르세요.

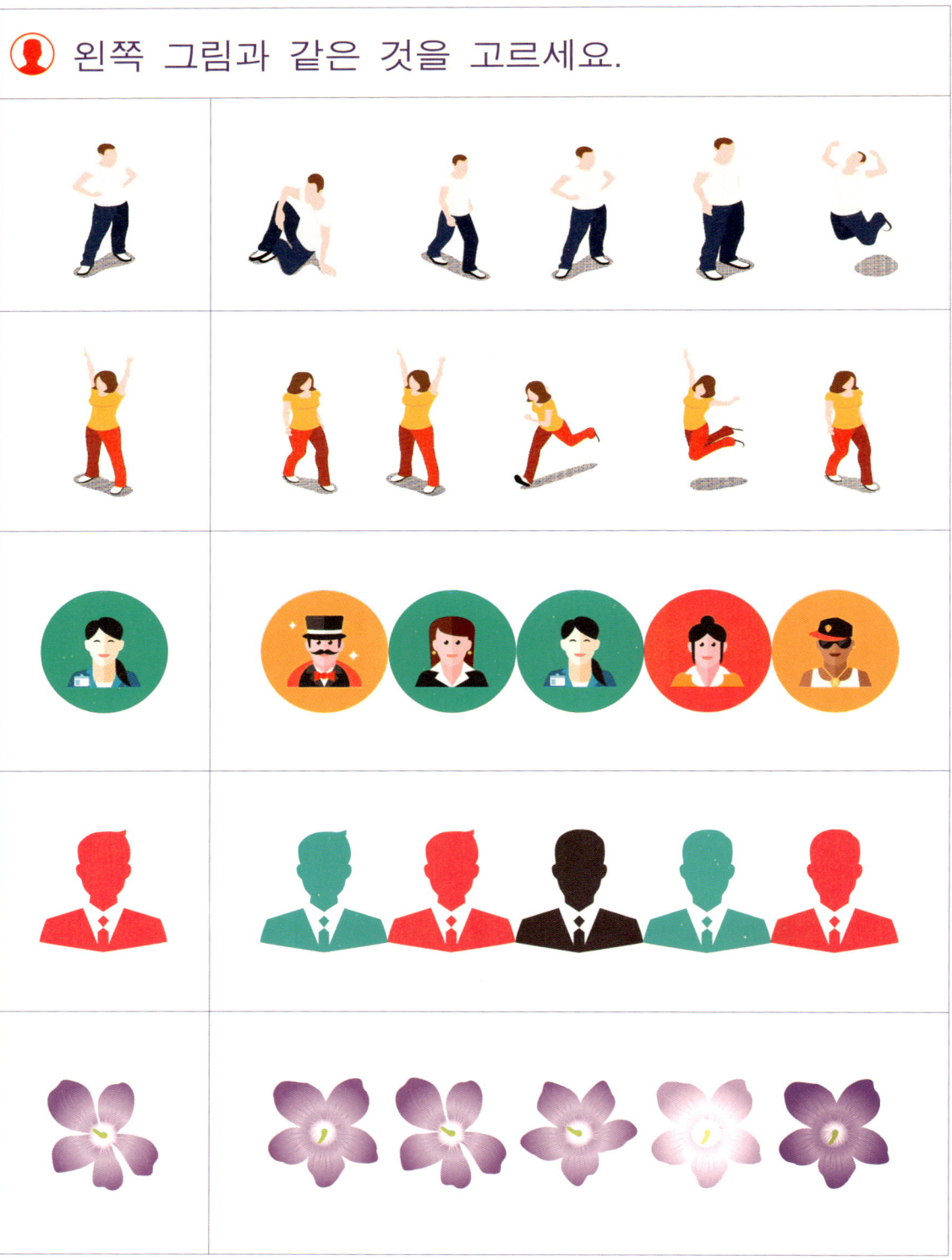

## 7. 도형 분류하기

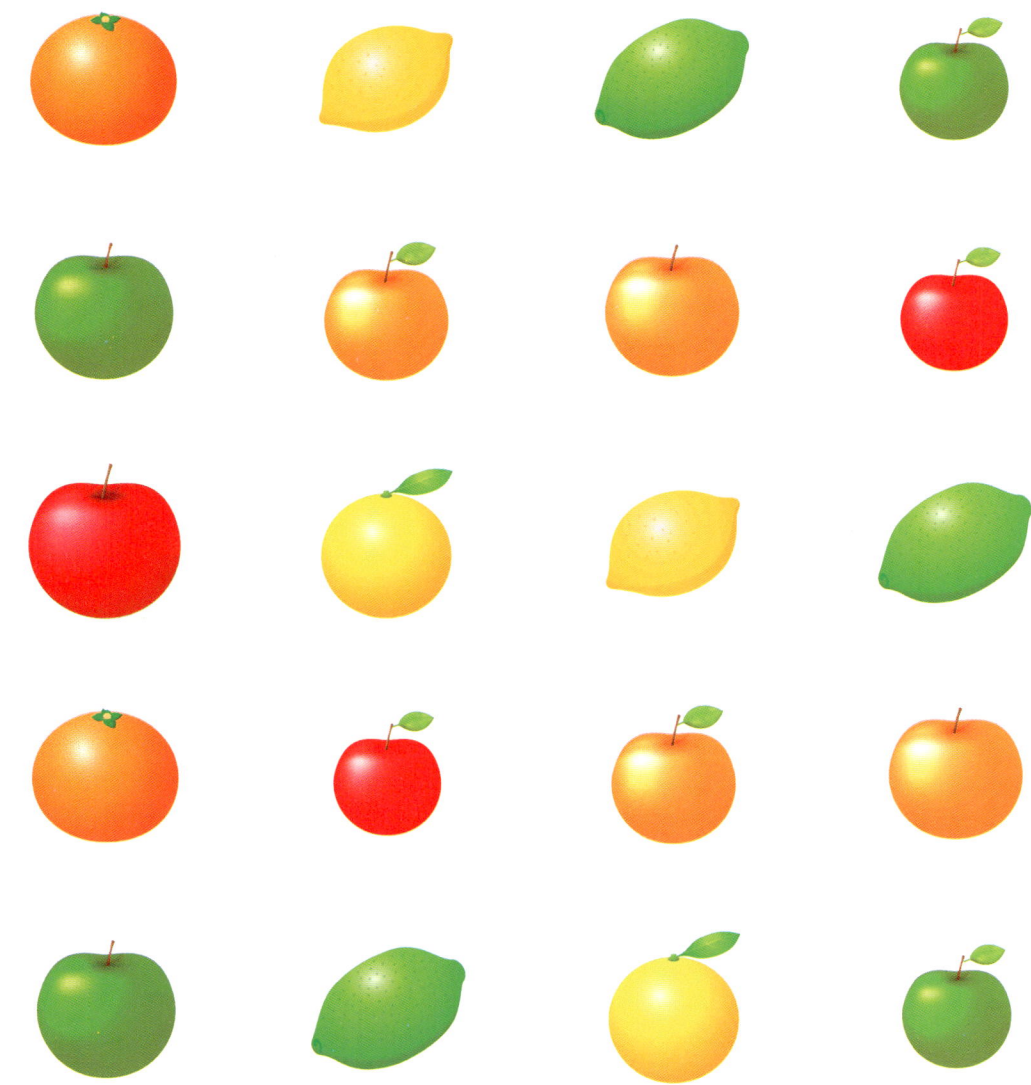

| 는 몇 개가 있나요? | 개 |
|---|---|
| 는 몇 개가 있나요? | 개 |
| 는 몇 개가 있나요? | 개 |

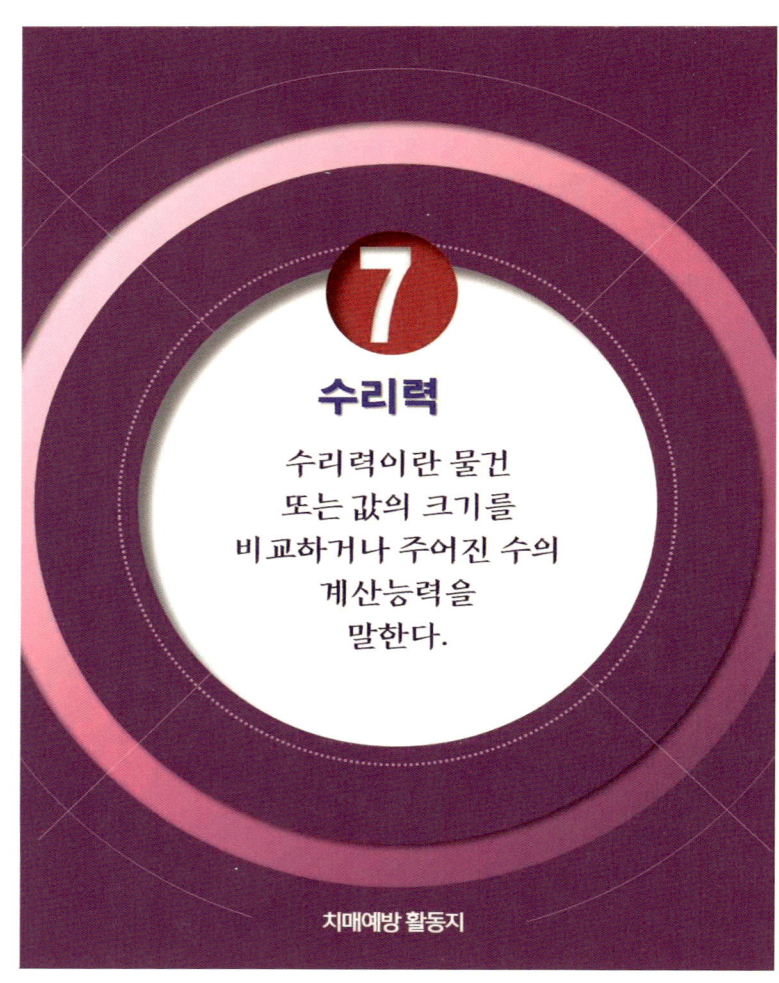

## 1. 나뭇잎 세기

> 🙍 나뭇잎은 몇 장인가요?

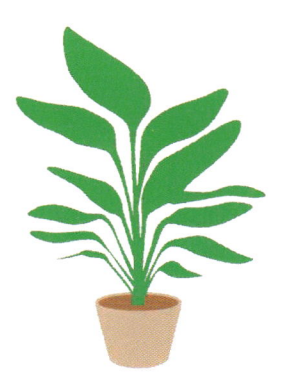

장

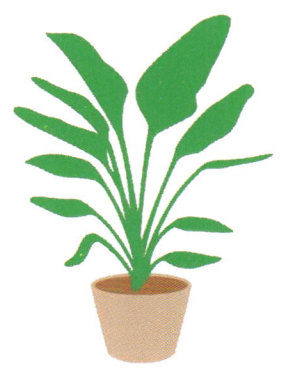

장

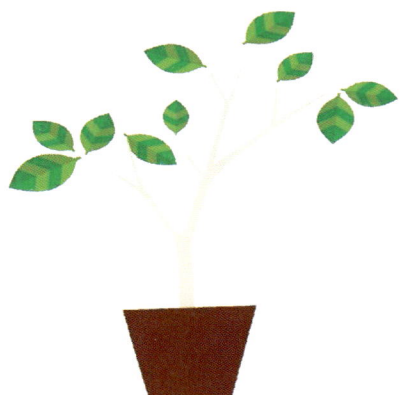

장

## 2. 나뭇잎 더하기

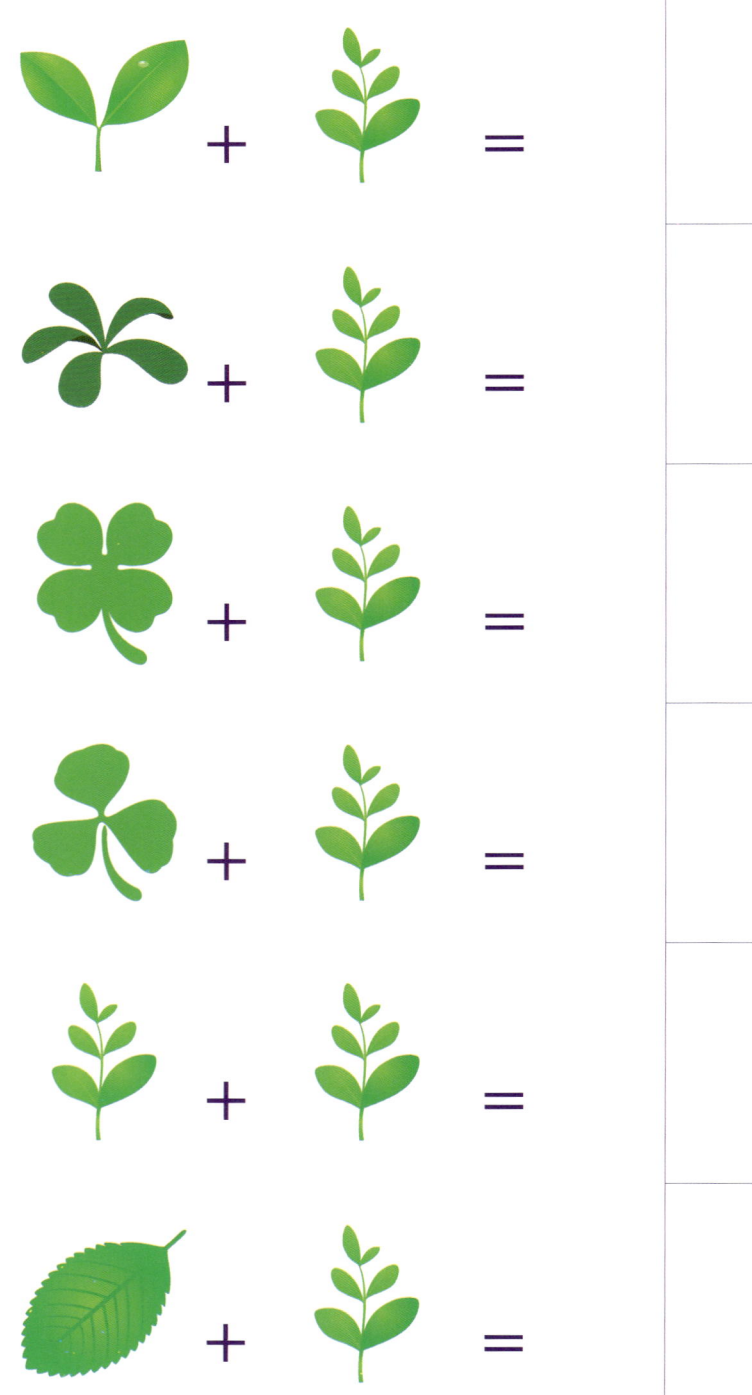

## 3. 빼기

| | |
|---|---|
| 5 − 5 = | |
| 6 − 5 = | |
| 7 − 5 = | |
| 8 − 5 = | |
| 9 − 5 = | |
| 10 − 5 = | |
| 11 − 5 = | |
| 12 − 5 = | |
| 13 − 9 = | |

뇌 힐링!

## 4. 곱하기

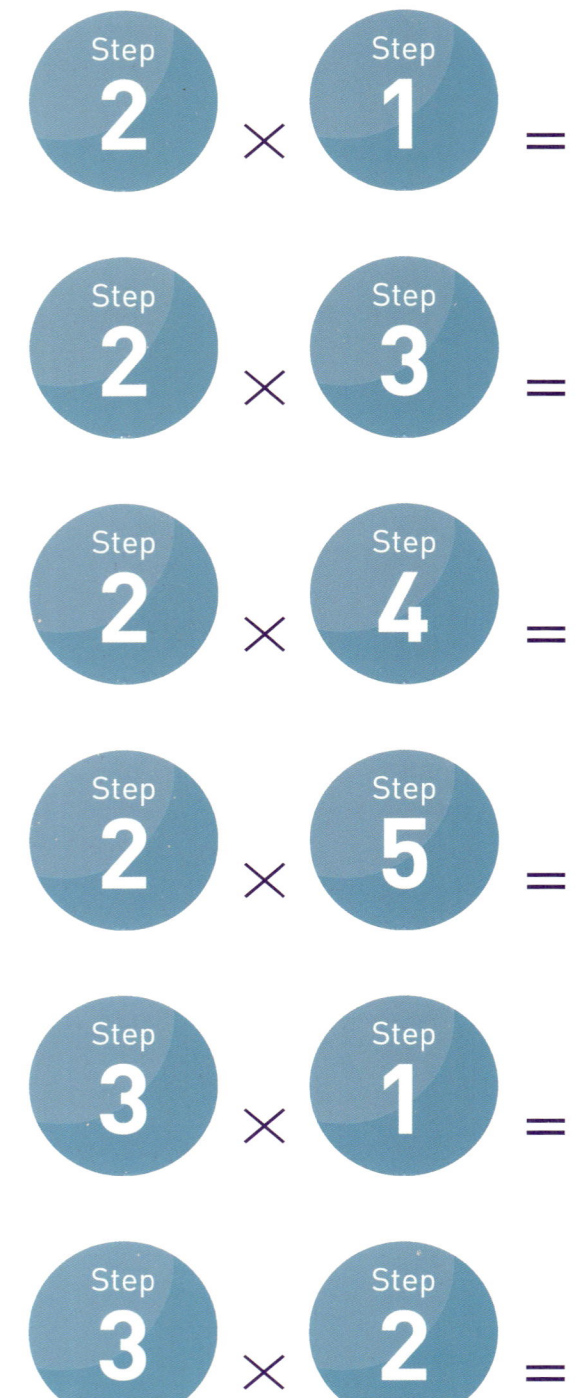

## 5. 동전 가치 알기

🔴 다음 동전을 보고 얼마짜리인지 적어보세요.

| 동전 | 금액 |
|---|---|
| (1원) | |
| (10원) | |
| (50원) | |
| (100원) | |
| (500원) | |

위의 동전을 전부 합치면 얼마입니까? (       원)

## 6. 동전 계산하기

773원이 되려면 몇 개씩 필요한가요?

## 7. 계산하기

| 다음을 읽고 계산해 보세요. | |
|---|---|
| 집에 3명의 친구들이 오고, 조금 있다 5명이 왔다. 전부 몇 명인가요? | 명 |
| 마트에 가서 장을 보는데 양파 3,000원 어치와 감자 2,000원 어치를 샀다. 전부 얼마인가요? | 원 |
| 차표를 사려고 줄을 섰는데 내 앞에 남자 4명과 여자 6명이 서 있다. 내 앞에는 전부 몇 명이 있나요? | 명 |
| 시장에서 감자 9개와 고구마 6개를 샀다. 전부 얼마인가요? | 개 |

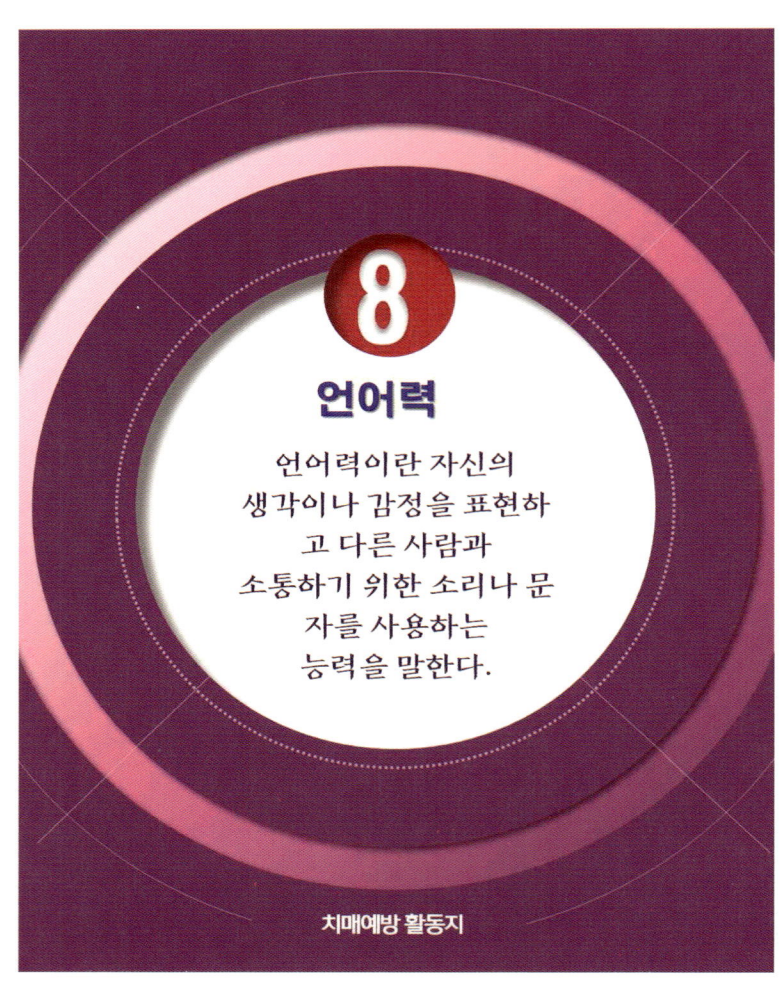

# 8
## 언어력

언어력이란 자신의 생각이나 감정을 표현하고 다른 사람과 소통하기 위한 소리나 문자를 사용하는 능력을 말한다.

치매예방 활동지

## 1. 글자 구조 익히기

> 🔴 자음과 모음을 모아 글자를 만들어 써보세요.

| 모음<br>자음 | ㅏ | ㅓ | ㅗ | ㅜ |
|---|---|---|---|---|
| ㄱ | 가 | 거 | 고 | 구 |
| ㄴ |  |  |  |  |
| ㄷ |  |  |  |  |
| ㄹ |  |  |  |  |
| ㅁ |  |  |  |  |

뇌 힐링! 67

## 2. 단어 따라 쓰기

| | | |
|---|---|---|
| | 선생님 | 선생님 |
| | 버스 | 버스 |
| | 경찰차 | 경찰차 |
| | 피아노 | 피아노 |
| | 무지개 | 무지개 |

## 3. 글자 연결하기

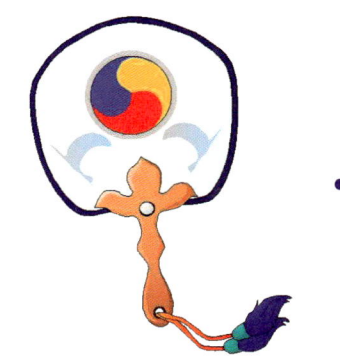 •     • 부채

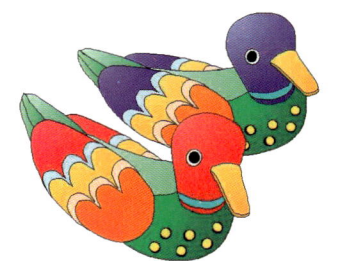 •     • 팽이

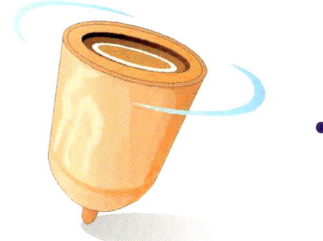 •     • 짚신

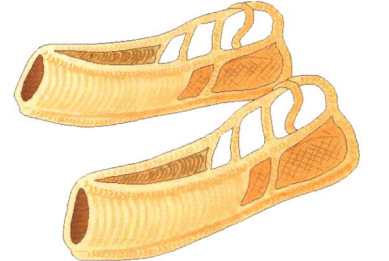 •     • 원앙

## 4. 상황 설명하기

| | | |
|---|---|---|
| | 음료수를 | |
| | 아이스크림을 | |
| | 물놀이를 | |
| | | 심습니다. |
| | 책을 | |
| | | 본다. |

## 5. 관련 글자 연결하기

음식  •　　•  볼펜

운동  •　　•  교사

직업  •　　•  기차

학용품  •　　•  게이트볼

교통수단  •　　•  국수

## 6. 빈칸 채워 넣기

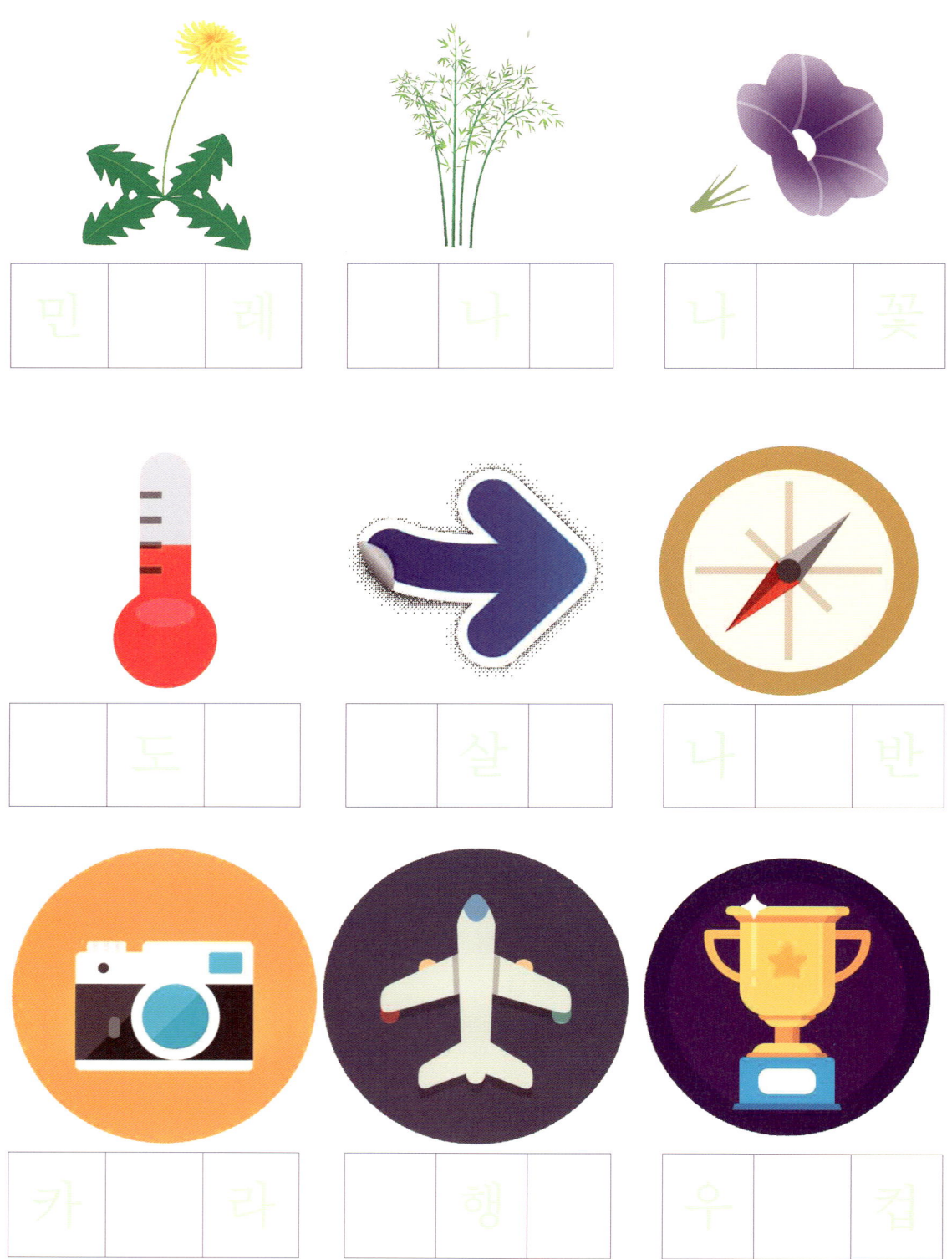

## 7. 끝말잇기

👤 끝말을 이어가는 단어를 써보세요.

| | | | |
|---|---|---|---|
| 리어카 | 카카오 | | |
| | | | |
| | | | |
| | | | |
| | | | |

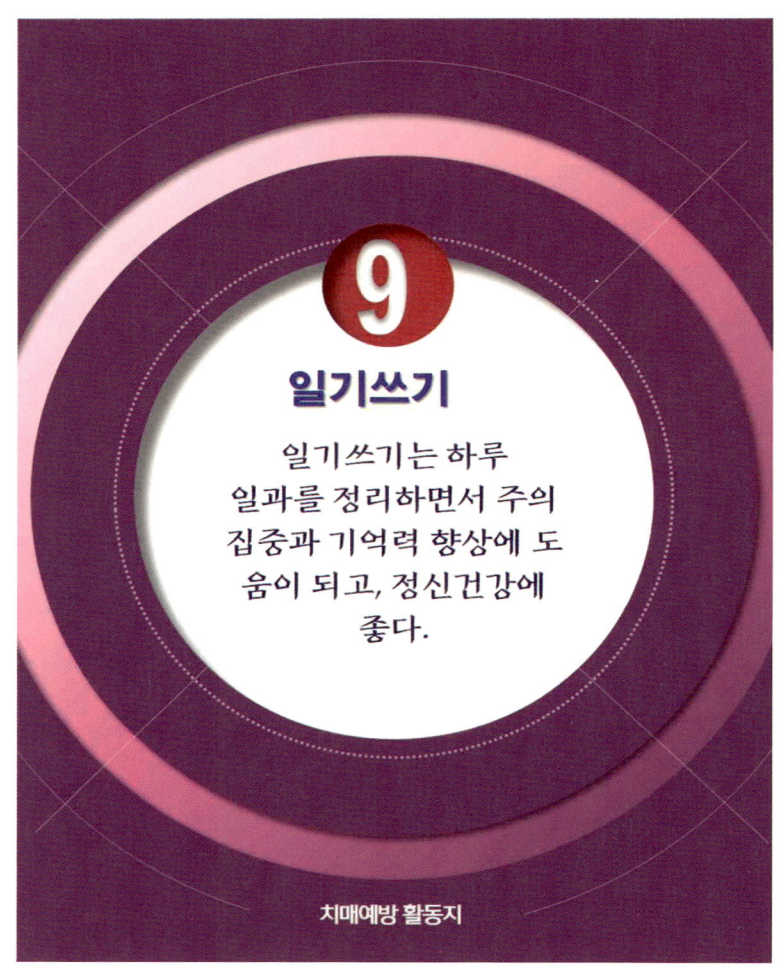

20    년    월    일

| | |
|---|---|
| 중요한 일 | |
| 만난 사람 | |
| 먹은 음식 | |
| 운동 | |

**20    년    월    일**

| 중요한 일 | |
|---|---|
| 만난 사람 | |
| 먹은 음식 | |
| 운동 | |

20    년    월    일

| 중요한 일 | |
|---|---|
| 만난 사람 | |
| 먹은 음식 | |
| 운동 | |

**20    년    월    일**

| | |
|---|---|
| 중요한 일 | |
| 만난 사람 | |
| 먹은 음식 | |
| 운동 | |

20    년    월    일

| | |
|---|---|
| 중요한 일 | |
| 만난 사람 | |
| 먹은 음식 | |
| 운동 | |

## 20   년   월   일

| | |
|---|---|
| 중요한 일 | |
| 만난 사람 | |
| 먹은 음식 | |
| 운동 | |

## 20    년    월    일

| 중요한 일 | |
|---|---|
| 만난 사람 | |
| 먹은 음식 | |
| 운동 | |

## 20    년    월    일

| | |
|---|---|
| 중요한 일 | |
| 만난 사람 | |
| 먹은 음식 | |
| 운동 | |

20    년    월    일

| | |
|---|---|
| 중요한 일 | |
| 만난 사람 | |
| 먹은 음식 | |
| 운동 | |

## 20   년   월   일

| | |
|---|---|
| 중요한 일 | |
| 만난 사람 | |
| 먹은 음식 | |
| 운동 | |

## 치매예방을 위한 뇌 힐링

초판1쇄 - 2018년 3월 20일

지은이 : 김 종 애
펴낸이 : 이 규 종
펴낸곳 : 예감출판사

등록 : 제2015-000130호
주소 : 경기도 고양시 일산동구 공릉천로 175번길 93-86

Tel : (031)962-8008
Fax : (031)962-8898
이메일 : elman1985@hanmail.net
홈페이지 : www.elman.kr

ISBN 979-11-957096-9-4   13510

이 책 내용의 일부 또는 전부를 재사용하려면 반드시 저작권자와
예감출판사 양측의 동의를 얻어야 합니다.

값 12,000 원